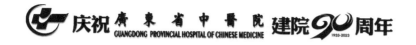

慢性肾脏病自我管理丛书

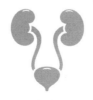

穴位保健与情志调理

U0118816

主　编　刘旭生　邓丽丽　毛　炜

副主编　张　蕾　包　崑　林静霞　赵代鑫　刘立昌　高燕翔

编　委　（以姓氏笔画为序）

王文凤	王若冰	王闻婧	毛　炜	邓丽丽	包　崑
朱德礼	伦龙威	刘元辉	刘立昌	刘旭生	刘枚芳
苏卓伟	苏镜旭	李　茵	杨倩春	吴东明	吴翠翠
张　腊	张　蕾	张译丹	张洁婷	陈林怡	陈国伟
林静霞	罗粤铭	郑婷婷	屈展航	赵代鑫	胡晓璇
徐　鹏	高燕翔	崔健美	梁　星	揭西娜	彭　鹿
谢小宁	黎　创				

人民卫生出版社

·北　京·

版权所有，侵权必究！

图书在版编目（CIP）数据

穴位保健与情志调理 / 刘旭生，邓丽丽，毛炜主编
. —北京：人民卫生出版社，2023.11
（慢性肾脏病自我管理丛书）
ISBN 978-7-117-33967-4

Ⅰ.①穴… Ⅱ.①刘…②邓…③毛… Ⅲ.①穴位按
压疗法②养生（中医） Ⅳ.①R245.9②R212

中国版本图书馆 CIP 数据核字（2022）第 211511 号

人卫智网	**www.ipmph.com**	医学教育、学术、考试、健康，
		购书智慧智能综合服务平台
人卫官网	**www.pmph.com**	人卫官方资讯发布平台

慢性肾脏病自我管理丛书
穴位保健与情志调理
Manxing Shenzangbing Ziwo Guanli Congshu
Xuewei Baojian yu Qingzhi Tiaoli

主　　编：刘旭生　邓丽丽　毛　炜
出版发行：人民卫生出版社（中继线 010-59780011）
地　　址：北京市朝阳区潘家园南里 19 号
邮　　编：100021
E - mail：pmph @ pmph.com
购书热线：010-59787592　010-59787584　010-65264830
印　　刷：北京印刷集团有限责任公司
经　　销：新华书店
开　　本：850×1168　1/32　**印张：**3.5
字　　数：73 千字
版　　次：2023 年 11 月第 1 版
印　　次：2023 年 11 月第 1 次印刷
标准书号：ISBN 978-7-117-33967-4
定　　价：45.00 元

编写说明

随着社会的发展、经济水平的提高和生活节奏的加快,人口结构发生改变,老龄化社会迅速到来,慢性疾病患病率急剧上升,比如慢性肾脏病便是典型的慢性疾病。慢性疾病是一种生活方式病,其治疗不同于急性疾病,有其本身的特点。为了提高医疗服务效率和管理水平,节省费用支出,一些国家正在积极探索医疗卫生体制改革的方案,以便更好适应慢性疾病治疗的需要。这场改革中,一个重要的概念便是慢病管理。

慢病管理是在医患之间密切合作的基础上建立的医疗保健体系,通过医护人员对患者的教育、沟通和引导,提高患者的自我管理能力和治疗效果,从而控制医疗保健成本,节省卫生资源。慢病管理的关键不仅在于运用药物对疾病的治疗,更在于如何通过必要的沟通、反馈来纠正患者的不良行为,形成良好的生活方式、用药习惯,提高生存质量,降低医疗费用。

虽然这种疾病管理模式源自西方国家,但事实上中医学在几千年前便已提出了"治未病"的观念,其基本理念是"未病先防,既病防变,瘥后防复",正如《素问·四气调神大论》中

4 所说:"夫病已成而后药之,乱已成而后治之,譬犹渴而穿井,斗而铸锥,不亦晚乎。"这就是强调处理疾病的关键不在于"治疗",而在于"治理、调理",慢性疾病的防治重在"养病",而非"求医治病",应当"三分治七分养"。

慢性肾脏病作为一种典型的慢性疾病,其治疗过程应当非常强调这种"养病"的观念,但实际生活中却常常被大众所忽视。为此,我们撰写了"慢性肾脏病自我管理丛书",从中医"治未病"的思想出发,结合现代医学慢性疾病管理的理念,从健康饮食、轻松运动、穴位保健、情志调理、合理用药、规范监测等角度,介绍慢性肾脏病自我管理常识和技巧,解答患者在调养慢性肾脏病过程中的常见疑惑和问题。编者希望通过本书的讲解,将每位读者培养成自我管理疾病的"高手"。

本丛书从实用角度出发,尽量做到深入浅出,既可作为医护人员健康教育的参考书,也可作为患者自我学习的工具书。

编　者
2023 年 8 月

前　言

　　慢性肾脏病的治疗除了使用药物外，一些中医特色的调养方法也是非常重要的。科学的穴位按摩及合理的中医情志调理均能帮助患者更好地康复，减轻临床症状，延缓疾病进展，提高生活质量。因此，本书着重介绍这两方面的调养要点。

　　首先，我们简单地介绍经络、情志调理的基础知识。然后，再针对慢性肾脏病常用穴位、常见临床症状的穴位处方、常用的情志自我调理方法、慢性肾脏病常见不良情绪的调理技巧进行详细讲解。最后，我们还归纳整理了临床上患者及家属最关心的问题，并对这些问题进行详细解答。

　　本书尝试将中医穴位保健、情志调理的理论与现代慢性肾脏病防治的医学观点相结合，以通俗易懂的语言进行介绍，如中医穴位按摩既有对穴位取位、按摩功效的解释，又有对慢性肾脏病常见症状穴位治疗实施方法的讲解；情志调理中则注重说明慢性肾脏病常见异常情绪与人体脏腑功能变化的相关性及处理方法。我们希望这种阐述方式能够帮助读者充分

6　　理解本书每一章节的内容,深入了解每一个对慢性肾脏病治疗保健有帮助的穴位,处理好常见的不良情绪,管理好自身病情变化。

　　书中难免有疏漏之处,请各位专家和读者斧正。

編　者

2023 年 4 月

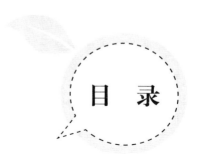

目　录

穴位保健篇

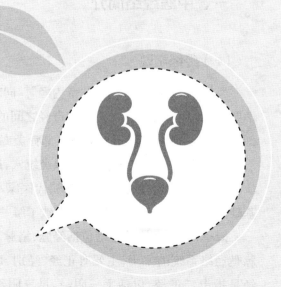

基础知识

一、中医经络简介

(一) 经络学说

经络学说最早起源于《黄帝内经》。同时代的另外一本医学典籍《难经》，又对十二正经和奇经之间的关系进行阐述，首创"奇经八脉"一词。历史上第一部针灸专著则应属《针灸甲乙经》，书中将经与穴联系起来，以经统穴，进一步完善了经络学说。可以说，经络学说是在各朝代医家不断地研究和总结基础上，逐步形成的。我们先来大致了解一下。

简单来说，人体的经络包括经脉、络脉及其连属部分。经脉是经络系统的主干，主要有正经、经别、奇经三大类。①正经是指十二正经，包括手三阴经，足三阴经，手三阳经，足三阳经，是气血运行的主要通道，与脏腑有直接络属关系，我们平时知道的很多穴位，都是分布在正经上面的。②经别是指十二经脉分出的重要分支,又称"十二经别",主要作用是加强十二经脉间的联系。③奇经是指奇经八脉,即督脉、任脉、冲脉、带脉、阴跷脉、阳跷脉、阴维脉、阳维脉,具有统率、联络和调节十二正经中气血的作用。

络脉是经脉的一些小分支,有别络、浮络、孙络之分。连属部分则包括经脉对内连属各个脏腑和对外连于筋肉、皮肤的结构。

(二) 经络的生理机能

1. 沟通联系作用

中医的观点认为,人体全身内外、上下、前后、左右之间的相互联系,脏腑、形体、官窍各种机能的协调统一,主要依赖经络的沟通联系作用来实现。

内在脏腑与外周体表的联系,主要通过十二经脉的沟通作用来实现。脏腑与官窍也是通过经络的沟通作用来实现。十二经脉内属于脏腑,在循行分布过程中,又经过口、眼、耳、鼻、舌及二阴等官窍,脏腑的生理机能和病理变化可以通过络脉反映于相应的官窍。通过十二正经、十二经别、奇经八脉、十五别络、浮络、孙络、经筋和皮部等相互网织沟通,形成脏腑之间、经脉之间的沟通渠道,相互联系。

2. 运输渗灌作用

经脉在人体内是作为气血运行的主要通道,具有运输气血的作用。络脉及其分支具有布散和渗灌气血至脏腑形体官窍及经络自身的作用,各脏腑形体官窍及经络自身,得到气血的充分濡养,才能发挥其各自的生理机能。

4

3. 感应传导作用

经脉系统具有感应各种信息刺激的作用,对经穴刺激引起的感应及传导,通常称为"得气",即局部有酸、麻、胀感,并沿经络走向传导。这种感应传导可以将针灸等治疗的刺激及信息随经气传达生病的器官,起到调理的作用。

4. 调节作用

经络通过其沟通联系、运输渗灌气血作用,及其经气的感受和负载信息的作用,对各脏腑形体官窍的功能活动进行调节,使人体复杂的生理功能相互协调,维持阴阳动态平衡状态。

(三)经络学说的临床应用

1. 解释病理变化

经络与疾病的发生、传变有密切的关系。某一经络功能异常,就易遭受外邪的侵袭,病邪就又可沿着经络进一步内传脏腑。经络不仅是邪气由表入里的传变途径,而且也是内脏之间、内脏与体表组织间病变相互影响的途径。

2. 协助疾病诊断

由于经络有一定的循行部位和脏腑络属,可以反映所属脏腑的病证。因此,在临床上就可以根据疾病出现的症状,结合经络循行的部位及所联系的脏腑,对疾病进行诊断。如患有肾脏疾病的患者,容易出现腰背酸痛,因"腰为肾之府",而腰部循行的经脉主要是足膀胱经,其属膀胱,络肾。

3. 指导临床治疗

经络学说早已被广泛地用于指导临床各科的治疗,特别是针灸、按摩和中药处方。如针灸中的"循经取穴法",就是经络学说的具体应用。如胃病,常循经取足三里穴;胁痛则取太冲等穴。中药治疗亦是通过经络这一渠道,使药达病所,以发挥其治疗作用。如麻黄入肺、膀胱经,故能发汗、平喘和利尿。

(四) 小结

中医经络就像现在的电子网络系统一样,看不见,摸不着,但实实在在存在着。经络上的穴位就像网络系统的中转站,汇聚了局域信息;各种络脉、连属部分等结构则是网线及终端电脑。当网络系统出现问题,我们都可以顺着网线检查,顺藤摸瓜找出病变部位,给予治疗。

对穴位的局部刺激,就像在中转站发布了一个信息,会在穴位附近的区域传导,甚至沿着网线传遍整个网络,从而起到治疗保健的作用。这也是我们运用经络理论防治慢性肾脏病的主要方式。

二、穴位定位方法

准确定位是实施穴位治疗的关键步骤,常用的定位方法有以下四种:

(一) 体表解剖标志定位法

该法是较方便掌握的方法。以人体解剖学的各种体表标志为依据来确定穴位位置,又称自然标志定位法。体表标志

6

可以分为固定标志和活动标志两种。

1. 固定标志

固定标志是指各部位骨节、肌肉所形成的突起、凹陷，及五官轮廓、发际、指(趾)甲、乳头、肚脐等，是人在自然姿势下可以见到的标志，可以借助这些标志确定穴位的位置。例如，以肚脐为标志，脐中即为神阙穴，其旁开 2 寸是天枢穴，两眉中间是印堂穴，两乳中间是膻中穴，低头显示颈部最高突起为大椎穴等。此外，肩胛冈平第 3 胸椎棘突，肩胛骨下角平第 7 胸椎棘突，髂嵴平第 4 腰椎棘突，这些可作为腰背部的取穴标志。

2. 活动标志

活动标志是指各部的关节、肌肉、肌腱、皮肤随着活动而出现的空隙、凹陷、皱纹、尖端等，是人在活动姿势下才会出现的标志，据此也可以确定穴位的位置。例如，下颌角前上方约一横指，当咀嚼时咬肌隆起、按之凹陷处就是颊车穴的位置。

(二) 骨度分寸定位法

主要以骨节为标志，将两骨节之间的长度折量为一定的分寸，用以确定穴位位置的方法。专业人员精确定位时，常用这种方法。常见的骨度分寸，见表 1。

表 1　常用骨度分寸

分部	起止点	骨度长度
头部	前发际正中至后发际正中	12 寸
	耳后两完骨(乳突)之间	9 寸

分部	起止点	骨度长度
胸腹部	天突(胸骨上窝)至歧骨(胸剑联合)	9寸
	歧骨至脐中	8寸
	脐中至横骨上廉(耻骨联合上缘)	5寸
	两乳头之间	8寸
背部	大椎以下至尾骶	21寸
	两肩胛骨脊柱缘之间	6寸
上肢	腋前纹头(腋前皱襞)至肘横纹	9寸
	肘横纹至腕横纹	12寸
下肢部	横骨上廉至内辅骨上廉(股骨内髁上缘)	18寸
	内辅骨下廉(胫骨内髁下缘)至内踝高点	13寸
	髀枢至膝中	19寸
	臀横纹至膝中	14寸
	膝中至外踝高点	16寸
	外踝高点至足底	3寸

(三) 手指同身寸取穴法

手指同身寸取穴法是指依据本人手指为尺寸折量标准来量取穴位的定位方法,又称"指寸法",简单方便,比较实用。常用的手指同身寸有以下三种:

1. 中指同身寸

以中指中节桡侧两端纹头(拇指、中指屈曲成环形)之间的距离作为1寸。

2. 拇指同身寸

以拇指的指间关节的宽度作为1寸。

3. 横指同身寸

将食指（又称示指）、中指、无名指（又称环指）和小指并拢，以中指中节为标准，其四指的宽度作为 3 寸。

（四）简便取穴法

简便取穴法是临床上常用的一种简便易行的取穴法，又称"经验取穴法"。例如，患者取自然站立位，两手臂自然下垂，于大腿外侧中指尖到达处就是风市穴。两耳尖直上连线中点就是百会穴。手半握拳，以中指的指尖切压在掌心的第二横纹上就是劳宫穴。

三、常见穴位介绍

掌握了穴位的定位方法后，我们再来具体学习一些慢性肾脏病调养过程中经常用到的穴位，包括穴位的名称释义、具体位置以及功效主治等。其中最关键的一点，是了解穴位的功效。简单来说，每个穴位的功效基本上包括两个方面：一是该穴位所属经脉的病症，即该经络能够治疗的主证；二是该穴位的特殊功效，即非所属经脉的常见病。如手三里这个穴位，除了能够治疗所在经脉——手阳明大肠经的主证（如头面五官、咽喉病、热病等），还可以治疗局部肘关节的手臂无力、活动不灵活等上肢疾病。

（一）手太阴肺经

1. 经脉循行

手太阴肺经，在人体的大致走行如下：由人体中焦脾胃开始,分上、下两支,向上循行的分支,经过胃口,并穿过人体胸腔和腹腔中间的横膈,这个分支称为肺脏的经脉;并继续沿着人体的气管和咽喉循行,在侧胸上部拐出,沿人体上肢内侧臂的前缘行走,经过肘关节、腕关节后,再沿着手掌大鱼际缘,终止于大拇指的桡侧端。另外,向下的分支沿人体躯干向下,联络大肠。

2. **主要治疗的病证**

手太阴肺经,从属于肺系,所以对于呼吸系统的病症,如肺炎、慢性阻塞性肺疾病、支气管扩张等疾病或者单纯性咳嗽、咳喘、咯血、咽喉痛等症状,以及手太阴肺经所经过的所有人体部位出现的病证,均有一定的治疗效果。

3. **常用穴位的定位和主治**

(1) 中府

腧穴释义:中,指是中焦。穴位居于中焦脾胃之气汇聚的部位,所以名为中府。

腧穴定位:在胸前壁外上方,前正中线旁开6寸,平第1肋间隙处。

腧穴功效:清宣肺气,止咳平喘。可用于治疗咳嗽、气喘、胸痛等肺部病证,以及腧穴所处局部位置的症状如肩背痛等。在穴位上施治的时候,可有酸、麻、胀感向胸部或肩背部扩散。

(2) 尺泽

腧穴释义:《灵枢》将从腕至肘定为1尺,本穴为肺脏的经合水穴,水具有润泽的作用,所以命名为尺泽。

腧穴定位:在肘横纹中,肱二头肌腱桡侧凹陷处。

腧穴功效:清泻肺热,肃降肺气。根据中医"实则泻其子"的治则,针刺此穴可泻肺脏的郁热,所以可用于治疗咳嗽、气喘、咯血、潮热、咽喉肿痛等肺系疾病。此外,对于急性吐泻、中暑、小儿惊风,以及局部的肘臂挛痛等病证具有疗效。在穴位上施治的时候,可有酸、麻、胀感向前臂桡侧及拇指扩散。

(3)孔最

腧穴释义:"孔"是指"通","最"代表第一。孔最用于热病汗不出的病证,能够宣通肺气,开泄腠理,故而命名。

腧穴定位:尺泽穴与太渊穴连线上(掌后腕横纹桡侧端,桡动脉桡侧凹陷中),在腕横纹上 7 寸处。

腧穴功效:清热凉血、调理肺气。本穴具有双向调节作用,对于虚证和实证引起的各类出血病证均可使用,如咯血、鼻衄等。由于能够清泻肺热,可用于肺热引起的咳嗽、气喘、咽喉肿痛;对局部的肘臂挛痛同样有效。在穴位上施治的时候,可有酸、麻、胀感向肘及拇指扩散。

(4)列缺

腧穴释义:由于穴位的位置在前臂的桡骨茎突列缺位置,以人体解剖位置进行命名。

腧穴定位:桡骨茎突上方,腕横纹上 1.5 寸,当肱桡肌与拇长展肌腱之间。简便取穴法:两手虎口自然平直交叉,一手食指按在另一手桡骨茎突上,食指尖下凹陷处即是。

腧穴功效:宣肺疏风,通经活络。现代常用于治疗感冒、支气管炎、咳嗽、气喘、咽喉肿痛等肺系疾病;《四总穴歌》曰:"头项寻列缺。"因此,列缺穴也常用于头痛、牙痛、颈部强痛、口眼㖞斜等头面部的病证。在穴位上施治的时候,可有局部的酸、胀感。

（5）鱼际

腧穴释义：腧穴的位置在大拇指本节后，皮肤红白肉交接处，与鱼类的腹部一样，所以特此命名。

腧穴定位：第 1 掌骨中点桡侧，赤白肉际处。

腧穴功效：清泻肺热，通利咽喉。现代常用于治疗支气管炎、肺炎、扁桃体炎、咽炎、暗哑等。对于小儿单纯性消化不良，即小儿疳积，可用割治法。对于治疗口舌干燥有良好的作用。在穴位上施治的时候，可有酸、麻、胀感向拇指扩散。

（6）少商

腧穴释义："少"指的是小、低等，"商"是中国传统音乐的音阶，对应中医五脏的肺脏。在人体的指节末端，其气不足，由此而命名。

腧穴定位：少商在手拇指的桡侧端，指甲根一角旁开 0.1 寸。

腧穴功效：清热解毒，开窍醒神。三棱针点刺可以治疗肺炎导致的高热、惊厥、脑卒中、昏迷等。在穴位上施治的时候，局部可有酸、胀感。

（二）手阳明大肠经

1. 经脉循行

手阳明大肠，在人体的大致走行如下：起于人体食指的桡侧端，上行经过第 1、第 2 掌骨间和拇长伸肌腱与拇短伸肌腱之间，循行在前臂外侧的前缘，沿上臂直走至肩部，向上交会于颈部的大椎穴，向下从锁骨上窝进入人体躯干，与肺脏发生联络关系。向上的分支从锁骨上窝循过颈部交于牙齿，最终止于两侧的鼻翼旁。

2. 主要治疗的病证

手阳明大肠经,从属于大肠腑,可以治疗肠胃方面的病证,如腹痛、吐泻、肠鸣腹泻等。此外,对于头面、五官方面的疾病,热性病,皮肤病,神志病,以及经脉循行部位的其他病证同样有一定疗效。

3. 常用穴位的定位和主治

(1) 商阳

腧穴释义:"商"是中国传统音乐的音阶,对应于金声,代表人体的大肠腑;"阳"是指阳经。穴位属于手阳明大肠经,故名。

腧穴定位:食指末节桡侧,指甲根角旁 0.1 寸。

腧穴功效:清热解毒,开窍醒神。由于具有清热解毒的功效,临床上可用于牙齿疼痛、咽喉肿痛等五官热性疾病。另外,本穴为大肠经的井穴,具有开窍醒神的功效,可以用于昏迷、牙关紧闭等中风闭证。在穴位上施治的时候,局部可有酸、胀感。

(2) 合谷

腧穴释义:中医认为,肉之聚汇为"谷",两处的相连为"合"。穴位在手背的第 1、第 2 掌骨间,该处鼓起时,形似山谷,所以名为合谷。

腧穴定位:在手背,第 1、第 2 掌骨间,第 2 掌骨桡侧的中点处。简便取穴法:以一手的拇指指间关节横纹,放在另一手拇、食指之间的指蹼缘上,拇指尖下即是。

腧穴功效:疏风解表,通络止痛。《四总穴歌》曰:"面口合谷收"。所以合谷常用于头痛、目赤肿痛、鼻衄、口眼㖞斜等头面五官疾病。对于肢体、内脏的痛症,热病,无汗、多汗等汗证具有作用。在穴位上施治的时候,可有酸、麻、胀感,向手指或肩部扩散,有时可传至面部。

(3) 手三里

腧穴释义:"里",居也。因为穴位在手臂上,肘髎下 3 寸的地方,所以称为手三里。

腧穴定位:在阳溪与曲池的连线上,肘横纹下 2 寸处。

腧穴功效:祛风通络,消肿止痛,调理肠胃。临床用于治疗手臂无力、上肢瘫痪以及臂神经痛等,急性胃肠炎引起的腹痛、腹泻、咽喉炎、牙齿疼痛等。在穴位上施治的时候,可有酸、麻感向前臂和手扩散。

(4) 曲池

腧穴释义:对该穴进行取穴需要屈肘,此时腧穴位置有些凹陷,与浅池类似,所以命名为曲池。

腧穴定位:屈曲肘部成直角,在肘横纹外侧端与肱骨外上髁连线中点。

腧穴功效:疏散风热,调和营卫。临床用于局部的手臂痹痛、上肢不遂,热性疾病,高血压、咽喉肿痛、齿痛、目赤肿痛等头面病证,腹痛、吐泻和瘾疹、湿疹、瘰疬等皮肤疾病。在穴位上施治的时候,可有酸、麻、胀或触电感向上臂及前臂扩散。

(5) 肩髃

腧穴释义:肩,肩部;髃,是指肩关节的肩峰部。穴位在肩部的肩峰端前下方,所以名为肩髃。

腧穴定位:肩峰端下缘,当肩峰与肱骨大结节之间,三角

14

肌上部中央。简便取穴法:臂外展或平举时,肩部出现两个凹陷,当肩峰前下方凹陷处。

腧穴功效:祛风湿,利关节。肩髃穴具有祛风湿、通经络、利关节的功效,可用于肩背、手臂痛症、上肢不遂等。另外,对风热邪气具有疏散作用,可用于风热瘾疹、疸病等。在穴位上施治的时候,可有酸、胀感向前臂或肩背扩散。

(6)迎香

腧穴释义:因迎香穴能治疗鼻塞不能闻气味而命名。

腧穴定位:在鼻翼外缘中点旁开约 0.5 寸,当鼻唇沟中。

腧穴功效:疏散风热,宣通鼻窍。迎香是治疗鼻疾的常用穴,主治鼻塞、鼻衄。迎香穴有祛风邪、通经络的功效,可用于治疗口眼㖞斜。此外,对于胆道蛔虫病亦有效果。在穴位上施治的时候,可有酸、胀感向鼻根部扩散。操作时,由于穴位在颜面部,故不宜进行艾灸治疗。

(三)足阳明胃经

1. 经脉循行

足阳明胃经,起于鼻翼旁边,上行到鼻根,再沿着鼻外侧下行,环绕口唇,交会承浆穴,循行下颌、耳前,沿着额角发际,循行至额颅中部;再向下沿颈部到锁骨上窝,走入人体躯干,内走胸膈,联络脾脏,从属于胃腑;胃经继续下走人体下肢的外侧前缘,经过膝盖和胫骨外侧前缘,最终止于第 2 脚趾的外侧端。

2. 主要治疗的病证

足阳明胃经,从属于胃腑,能够治疗人体胃肠方面的疾病。经脉循行在人体的头面部位,所以对于耳、鼻、喉等五官疾病及神志方面疾患具有治疗效果。此外,对皮肤病、热病等其他病证亦能起到相应的治疗作用。

3. 常用穴位的定位和主治

（1）承泣

腧穴释义:"承",即承受;"泣",哭泣而泪流。穴位在双目之下,能够承载眼泪的滴下,能治疗迎风流泪,故名。

腧穴定位:在面部,瞳孔直下,眼球与眶下缘之间。

腧穴功效:清热明目,祛风止痉。承泣穴具有散风泄热、清肝明目之功,可用于治疗目赤肿痛、迎风流泪、近视、夜盲等,是目疾的治疗要穴。另外,有息风止痉之功,对于口眼㖞斜、面肌痉挛有一定的疗效。在穴位上施治的时候,可有局部的酸、胀感,深刺时眼球酸胀。

（2）地仓

腧穴释义:位于头面的下部,因此称为"地";穴位出于口角旁开地方,口为容纳水谷食物地方,是为"仓",所以命名为地仓。

腧穴定位:口角旁开约 0.4 寸,上直对瞳孔。

腧穴功效:祛风通络,散风清热。地仓能祛风通络,所以对于口流涎、眼睑瞤动、面肌痉挛、面神经麻痹、三叉神经痛等风证具有疗效。同时,又有散风清热作用,且位于口腔外,对牙齿疼痛、颊肿等具有治疗效果。在穴位上施治的时候,可有局部酸、胀感向下颌部扩散。

（3）下关

腧穴释义:"关",是指开阖的枢机,也就是机关;穴位在人体的上、下颌交关的地方,与上关相对,所以称为下关。

腧穴定位:在耳屏前,下颌骨髁状突前方,当颧弓与下颌切迹所形成的凹陷中。合口有孔,张口即闭,宜侧卧闭口取穴。

腧穴功效:祛风开窍,清热通络。下关穴能够祛风清热通络,所以对于牙关不利、三叉神经痛、齿痛、口眼㖞斜等风热病证具有治疗作用。同时,由于下关穴能够祛风开窍,可以用于耳聋、耳鸣等少阳胆火上逆证的治疗。在穴位上施治的时候,局部可有酸、胀感或向上牙齿扩散。

(4)天枢

腧穴释义:天枢,在中国古代天文学里是一个星象名,指北斗第一星;"枢"为枢纽。该穴在脐旁,是上、下腹部的分界,以此为枢,由此而命名。

腧穴定位:脐中旁开2寸。

腧穴功效:调肠腑,理气滞。天枢是大肠募穴,为大肠经气聚结的地方,具有调理肠胃、降逆止呕的功效,可用于治疗腹痛、腹胀、便秘、泄泻、痢疾等胃肠疾病。另外,由于阳明胃经本质多气多血,因此天枢穴有调经脉、活血祛瘀等功效,可用于月经不调、痛经的治疗。此穴可行艾灸和针刺等治疗,施治的时候局部具有酸胀感。

(5)水道

腧穴释义:"水"为水液,"道"为通道。该穴能够通调水道,治疗水邪病证,故名。

腧穴定位:脐中下3寸,前正中线旁开2寸。

腧穴功效:通调水道,清热利湿。水道穴有通调水道的功能,故可用于尿闭、小便不利等水液代谢疾病;穴位居于腹部,故对于局部小腹胀满、痛经、不孕等具有治疗作用。在穴位上施治的时候,可有酸胀感向下扩散。水道穴多用于灸疗。

(6) 足三里

腧穴释义:"里"指邑或者居,有聚集通达的意思;"三"是指膝下 3 寸,与手三里相区别,命名为足三里。

腧穴定位:犊鼻穴下 3 寸,胫骨前嵴外一横指处。

腧穴功效:补气血,调脾胃,通经活络。足三里为强壮身体的保健要穴,有益气养血、扶正培元的功效,对于神疲乏力、气短心悸、头晕视蒙等虚劳诸证具有疗效。同时,足三里是治疗脾胃病的首选穴,能补能泻,能升能降,能清能温,有胃痛、呕吐、噎膈、腹胀、泄泻、便秘、痢疾等胃肠不适时,可以选用。此外,对于下肢痿痹证、乳痈、水肿等也可选用。在穴位上施治的时候,可有酸、麻、胀感向腹部或足背部扩散。

(7) 丰隆

腧穴释义:"丰"是指丰盛,"隆"代表隆盛。穴位处于人体小腿肌肉丰满隆盛的地方,所以特此命名。

腧穴定位:外踝尖上 8 寸,条口穴外 1 寸,胫骨前嵴外 2 横指处。

腧穴功效:和胃化痰,止咳平喘,醒神定志。《五龙歌》曰:"痰多宜向丰隆寻。"丰隆穴有祛风化痰、开窍安神的功能,所以主治头痛、眩晕、癫狂等。同时,丰隆穴归属于阳明胃经,对于腹胀、便秘等胃肠疾病具有治疗作用。另外,对于局部下肢痿痹证候具有疗效。在穴位上施治的时候,可有酸、麻、胀感向大腿或足背部扩散。

(四) 足太阴脾经

1. 经脉循行

足太阴脾经,起于足大趾的内侧端,经过第 1 趾骨后及内踝前面,循行于小腿内侧的中间,到了脚踝内侧的上 8 寸后循行于小腿内侧的前缘,上至大腿股部内侧的前缘,进入躯干后属于脾脏,并联络胃腑。

2. 主要治疗的病证

足太阴脾经,属于脾脏,能够对脾胃病相关疾病,如胃脘痛、腹胀、呕吐、嗳气、黄疸等起治疗作用。另外,对于妇科、前阴疾病,以及经脉循行部位的其他病证具有疗效。

3. 常用穴位的定位和主治

(1) 三阴交

腧穴释义:穴位在脚内踝上 3 寸骨下陷位置,同时又是足三阴经交会的地方,所以命名为三阴交。

腧穴定位:内踝尖上 3 寸,胫骨内侧面后缘。

腧穴功效:健脾益气,补肝肾,利水湿。三阴交具有补益肝肾的作用,所以对于月经不调、痛经、带下、难产、阴挺、不孕等妇科疾病有较好的疗效,是妇科调经的要穴。同时,三阴交归于足太阴脾经,对于肠鸣、腹胀、腹泻等胃肠疾病具有疗效。对遗精、阳痿、遗尿、水肿、失眠、多梦、高血压、中风(脑卒中)等也具有治疗作用。在穴位上施治的时候,可有局部酸、麻、胀等感觉,并可向小腿内侧扩散。

（2）阴陵泉

腧穴释义："陵"，是指突出的意思；"泉"，多处于山脚下。由于穴位位于人体的小腿内侧，膝下胫骨内侧凹陷中，如山陵下的水泉，由此而命名，与外膝的阳陵泉相对。

腧穴定位：小腿内侧，膝下胫骨内侧凹陷处。

腧穴功效：健脾祛湿，通利三焦。阴陵泉是脾经脉气输注的地方，为健脾祛湿、利水要穴，所以对于腹泻、水肿、黄疸、小便不利等水湿病证具有疗效。另外，阴陵泉可用于治疗局部膝关节的疼痛及功能障碍等。在穴位上施治的时候，可有局部酸胀或向内踝和膝盖等位置扩散。

（3）血海

腧穴释义：《经穴释义汇解》有"穴为脾血归聚之海，具有祛瘀血、生新血之功能，属女子生血之海，故名血海"，本穴有引血归脾的作用，如海纳百川，所以用血海命名。

腧穴定位：屈膝，在髌骨内上缘上2寸，当股四头肌内侧头的隆起处。

腧穴功效：凉血活血，清热利湿。血海能够清除血分的郁热，有凉血止血作用，可用于崩漏、痛经、闭经、月经过多等；同时，能够清热利湿，可用于瘾疹、湿疹、丹毒等。在穴位上施治的时候，可有局部酸、胀痛感向小腿和膝部扩散。

（五）手少阴心经

1. 经脉循行

手少阴心经，起于心中，从属于心脏，并向下与小肠联络；从心脏向上联络咽喉、双目和肺脏，经络从肺部走出腋下，循行于上臂的内侧后缘,在手太阴肺经和手厥阴心包经的后面,直走在肘部和前臂内侧,在掌后豌豆骨部,转入手掌内侧,并终止在小指的桡侧端。

2. 主要治疗的病证

手少阴心经,从属于心脏,可治疗心、肺、纵隔等胸部的病证,如胸闷、心痛、心悸、胸胁部疼痛等。同时,心主神明,心经可以治疗神志方面的疾病和经脉循行部位的其他病证。

3. 常用穴位的定位和主治

(1)少海

腧穴释义:"少"指少阴经,"海"指的是脉气汇合处。该穴为少阴心经气血汇合之处,故名为少海。

腧穴定位:屈肘,在肘横纹内侧端与肱骨内上髁连线的中点处。

腧穴功效:宁心安神,通络开窍。心藏神,主血脉,少海归属于心经,故有益心安神作用,主治心痛、癫痫、善笑、失眠健忘、瘿病等。同时局部可用于治疗臂麻、手颤。此外,对于头项痛、胁肋部疼痛、瘰疬等具有治疗作用。在穴位上施治的时候,可有局部酸胀或有触电感向前臂扩散。

(2)神门

腧穴释义:"神",为心神;"门",出入之处。心藏神,该穴属于心经之穴,为心气出入的门户,故用此来命名。

腧穴定位:腕横纹尺侧端,尺侧腕屈肌腱的桡侧凹陷处。

腧穴功效:宁心安神,理气活血。神门为养心安神的要穴,具有养心安神的作用,可用于心痛、心烦、怔忡、惊悸、不寐、健忘、痴呆、癫狂等症的治疗。在穴位上施治的时候,可有酸、麻、胀感向肘或小指扩散。

（3）少冲

腧穴释义："少"指小，"冲"指冲动。穴属手少阴，经脉之气从此冲出小指，沟通表里，因此命名。

腧穴定位：小指桡侧指甲根角旁 0.1 寸。

腧穴功效：泄热开窍，宁心安神，宣通气血。少冲为心经脉气所出入之处，能治疗心悸、心痛、癫狂、昏迷等心系疾病；由于能够泄热，可用于热病、吐血、咯血等血证；还可用于如胸胁痛、肩臂疼痛等。在穴位上施治的时候，局部可有胀痛感。

（六）手太阳小肠经

1. 经脉循行

手太阳小肠经，起于手小指的尺侧端，沿着手掌和腕部的尺侧行走，并向上循行于前臂外侧的后缘，经过肱骨内上髁和尺骨鹰嘴之间，沿肩臂外后侧绕行于肩胛部，向内从锁骨上窝进入体腔，并分为上、下两支，下行一支走入胸腔，联络心脏，络属于小肠；另一支，从锁骨上窝向上行，沿颈部至面颊，到达双目的外侧后转入耳内；面部的一小分支从面颊抵达鼻子，终止在双目的内侧角，与足太阳膀胱经相交。

2. 主要治疗的病证

手太阳小肠经，络属于小肠腑，经络从手走向头面部，能够治疗头面五官疾病及经脉循行部位的其他病证。此外，小肠腑与心脏相表里，能够主治热病、昏迷、神经性头痛和精神分裂等神志疾病。

3. 常用穴位的定位和主治

（1）少泽

腧穴释义："少"指是手太阳小肠经，"泽"为润泽的意思。穴位在小指旁，为小肠经的井穴，"井当润泽"，所以特此命名。

腧穴定位：小指尺侧指甲根角旁 0.1 寸。

腧穴功效：开窍泄热，利咽通乳。少泽可调节心气，具有开窍、泄热的功效，主治中风昏迷、热病等。少泽穴具有催乳、消肿作用，可用于治疗乳痈、乳少、乳痛等。在穴位上施治的时候，局部可有酸、胀感。

（2）天宗

腧穴释义：肩胛骨又名天宗骨，穴位在天宗骨上，故以此命名。

腧穴定位：肩胛骨冈下窝中央凹陷处，约当肩胛冈下缘与肩胛下角之间的上 1/3 折点处取穴。

腧穴功效：祛风活络，止痛。天宗具有祛风活络的功效，可用于肩部肌肉劳损、肩胛痛、肩背部损伤等局部病症。天宗位于冈下窝，靠近肺脏，内应于肺，具有宣肺平喘的功效。主治气喘、慢性支气管炎等。在穴位上施治的时候，局部会有酸、胀感。

（3）听宫

腧穴释义："听"是耳朵的功能，"宫"是指要处，且为五音之首，穴位处在耳屏前面，主治耳鸣耳聋，特此命名。

腧穴定位：耳屏前，下颌骨髁状突的后方，张口时呈凹陷处。

腧穴功效：聪耳安神，清热开窍。听宫为治疗耳疾的要穴，可用于耳鸣、耳聋、聤耳等治疗。此外,听宫还具有清热开窍的功效,可用于齿痛、癫痫等风热上扰证。在穴位上施治的时候,会有酸、胀、痒感向耳内扩散。

(七)足太阳膀胱经

1. 经脉循行

足太阳膀胱经,起于双目的内角,向上走于额头并交于颠顶。后行向下至项部,沿着肩胛内侧,夹着脊柱,一直下达腰部,进入体内,联络肾脏,属于膀胱。腰部的支脉,向下经过臀部,进入腘窝中。后项部的支脉,通过肩胛部内侧缘下行,经臀部,沿着大腿外侧后缘,与腰部支脉在腘窝相合,从此向下,通过腓肠肌,经外踝后,沿着第 5 趾骨粗隆,至小趾外侧端,交足少阴肾经。

2. 主要治疗的病证

足太阳膀胱经,属于膀胱。经络从头走向足趾,所以治疗范围较广,可用于头面五官病证,项、背、腰、下肢病证及神志病证的治疗。此外,位于背部的背俞穴及其他腧穴,能够主治其相应的脏腑病证。

3. 常用腧穴的定位和主治

(1)攒竹

腧穴释义:"攒"指聚集的意思,人之眉毛聚结直立似竹,且穴位在眉头的凹陷中,由此而命名。

腧穴定位:眉头凹陷中,约在目内眦直上。

腧穴功效:清热明目,散风镇痉。攒竹穴位于眉毛的内侧端,具有清热明目的功效,是治疗目疾的要穴,可用于目赤肿痛、近视、目视不明、迎风流泪等目疾。另外,攒竹可以散风镇痉,主治头痛、眉棱骨痛、眼睑眴动、眼睑下垂、口眼㖞斜。在穴位上施治的时候,会有局部酸、胀感。

（2）大杼

腧穴释义:"杼"是指机杼,是古代织布的工具。杼骨为人体的第一椎骨,大杼是八会穴之一,"骨会大杼",主治一切骨病,故以此命名。

腧穴定位:第1胸椎棘突下,旁开1.5寸。

腧穴功效:疏风散热,强筋壮骨。足太阳膀胱经,是人体的藩篱,主表,大杼具有疏散风热的功效,可用于发热、头痛、咳嗽、咽喉肿痛、鼻塞等。大杼又是骨之会,治疗骨病的要穴,具有强筋健骨、舒筋通痹止痛之功,主治项强、肩背痛等。在穴位上施治的时候,会有酸、麻、胀感向背部扩散。

（3）风门

腧穴释义:"风"是指风邪,"门"是为出入之处。该穴位于背部,是风邪侵袭人体的门户,由此命名。

腧穴定位:第2胸椎棘突下,旁开1.5寸。

腧穴功效:祛风清热,宣肺解表。风门具有祛风解表作用,主治发热恶寒、感冒、咳嗽、头项强痛等表证。风门位于足太阳膀胱经与督脉交会之处,督脉通一身之阳,故本穴有通阳除痹作用,可用于肩、胸背等部位痛证的治疗。在穴位上施治的时候,会有酸、麻、胀向背部扩散。

（4）肺俞

腧穴释义:"俞"为转输、输注的意思,穴位近肺部,也是肺脏经气转输的地方,可以治疗肺脏相关疾病,特此命名。

腧穴定位:第3胸椎棘突下,旁开1.5寸。

腧穴功效:宣肺平喘,滋阴润肺。肺俞可以调节肺气,能宣肺平喘、化痰止咳,可用于肺炎、支气管哮喘、支气管炎等。同时能够清肺润肺,可用于骨蒸潮热、盗汗等阴虚病证的治疗。在穴位上施治的时候,会有局部麻、胀感。

(5) 脾俞

腧穴释义:穴位近脾部,也是脾脏经气转输的地方,可以治疗脾脏相关疾病,特此命名。

腧穴定位:第11胸椎棘突下,旁开1.5寸。

腧穴功效:健脾益气,和胃化湿。脾俞是脾气输注背部的地方,具有健脾祛湿、降逆导滞之功,是治疗脾胃虚弱的要穴,可用于胃溃疡、胃炎、胃痉挛、神经性呕吐、肠炎等;脾俞还具有局部祛湿通络的功效,可用于背部疼痛的治疗。在穴位上施治的时候,会有酸、麻、胀感向下或沿肋骨向前扩散。

(6) 肾俞

腧穴释义:穴位近肾部,也是肾脏经气转输的地方,可以治疗肾脏相关疾病,特此命名。

腧穴定位:第2腰椎棘突下,旁开1.5寸。

腧穴功效:补肾益气,强壮腰脊。肾俞是肾气输注腰背的地方,具有补肾益气功效,是治疗肾虚证的要穴,可用于遗尿遗精、阳痿早泄、不孕不育、月经不调等。肾主纳气,肾俞可用于肾虚喘咳的治疗;肾开窍于耳,可用于耳鸣、耳聋等。肾俞也是治疗肾虚腰膝酸痛的常用穴。在穴位上施治的时候,局部可有酸、胀感。

(7) 委中

腧穴释义:"委"指弯曲,"中"是居中的意思,委中穴在腘窝横纹的中央,取穴时需要弯曲小腿,所以特此命名。

腧穴定位:腘横纹中点,当股二头肌腱与半腱肌肌腱的中间。

腧穴功效:清热凉血,舒筋活络。委中能清热凉血,是治疗血证要穴,可用于丹毒、便血等治疗。《四总穴歌》曰:"腰背委中求。"委中穴能舒筋活络,可用于腰背痛、下肢痿痹等腰及下肢病证。在穴位上施治的时候,可有酸、麻、胀感向足部扩散。

(8) 昆仑

腧穴释义:昆仑,引用昆仑山的山名,指高大的意思。穴位在脚外踝高突地方,所以名为昆仑。

腧穴定位:外踝尖与跟腱之间的凹陷处。

腧穴功效:清热祛风,通经活络。昆仑具有舒筋活络,加之性属火,能散寒止痛,对于坐骨神经痛、踝关节炎、神经性头痛等骨伤科病证有疗效,同时有祛风作用,可用于头痛、眩晕、癫痫等风邪病证。在穴位上施治的时候,可有麻、胀感向小腿、足趾等扩散。

(八) 足少阴肾经

1. 经脉循行

足少阴肾经,从足小趾下开始,斜向足心,继续走向内踝,再转入足跟,向上沿着腿肚内侧循行,走出腘窝的内侧并循行在大腿的后缘,通向脊柱,属于肾脏,联络膀胱。进入躯干后,有直行的支脉从肾脏向上通过肝和横膈,进入肺中,循着喉咙,抵达舌头;另一分支注入胸中,与手厥阴心包经相交接。

2. 主要治疗的病证

足少阴肾经,属于肾脏,对小便不利、水肿、泄泻、遗尿、阳痿等肾虚证,月经不调、痛经等妇科病,耳鸣、耳聋、腰脊强痛,以及经脉循行部位的其他病证具有疗效。

(1) 涌泉

腧穴释义:"涌",形容水从地底下喷涌而出的形状,该穴位于足心,为肾经的脉气出所,所以称为涌泉。

腧穴定位:足跖趾屈时,约当足底前 1/3 凹陷处。

腧穴功效:开窍醒神,降逆、泄热。本穴为足少阴肾经的俞穴,与心经相交接,可调节心气,能开窍醒神,主治昏厥、中暑、中风、癫狂、头晕、头痛、失眠等。涌泉具有降虚火、利咽喉的功能,主治咽喉痛、舌干、失音、咽喉肿痛、喉痹等。肾主水,主管小便的代谢,肾经的涌泉穴具有清热祛湿利尿之功,可主治小便不利等。在穴位上施治的时候,可有局部胀痛感。

(2) 太溪

腧穴释义:"太",指大、甚的意思,小水为溪。肾水出于涌泉穴,流经此穴,汇聚而成太溪,以此作为命名。

腧穴定位:内踝高点与跟腱后缘连线的中点凹陷处。

腧穴功效:滋阴补肾,调理冲任。太溪穴,是治疗阴虚火旺的常用穴,所以对咽喉肿痛、齿痛、耳鸣、耳聋等阴虚阳亢证候具有疗效。太溪穴又可调节神志,具有补肾安神益志的作用,用以治疗失眠、健忘、头痛、目眩。在穴位上施治的时候,可有麻、胀感向小腿或足底扩散。

（3）照海

腧穴释义：照者光明所及，海者百川所归，用此穴治疗眼科疾病范围广，所以特命为照海。

腧穴定位：内踝高点正下缘凹陷处。

腧穴功效：滋阴补肾，利咽安神。照海能够滋阴清虚热，具有利咽消肿的功效，主治咽喉干痛、梅核气等。另外，照海的补肾功能对于小便频数、月经不调、带下、阳强等具有治疗效果。在穴位上施治的时候，可有局部酸、胀感。

（九）手厥阴心包经

1. 经脉循行

手厥阴心包经，起于胸中，出属心包络，向下通过横膈，从胸至腹依次联络上、中、下三焦。胸部支脉沿着胸中，出于胁部，到腋下转入腋窝中，沿上臂内侧行走，介于手太阴肺经和手少阴心经之间，进入肘窝中，向下行于前臂两筋的中间，进入掌中，沿着中指到指端。掌中一分支从劳宫穴分出，沿无名指到指端，与手少阳三焦经相接。

2. 主要治疗的病证

手厥阴心包经，属心包络，主治心、心包、胃脘等病证，以及神经系统方面疾病、经脉循行部位的其他病证。

3. 常用穴位的定位和主治

（1）曲泽

腧穴释义："曲"，弯曲之意，"泽"，代表水泽。该穴需要微曲肘进行取穴，且曲肘后穴位凹陷如泽，所以命名为曲泽。

腧穴定位：肘微屈，肘横纹中，肱二头肌腱的尺侧缘。

腧穴功效:宁心安神,清热降逆,通络止痛。功能宁心安神,所以可用于心痛、心悸等心脏病证;又能降逆止呕,可用于胃痛、呕血、呕吐等胃肠道疾病。此外,对于局部肘关节等疾病,如肘臂挛痛具有疗效。在穴位上施治的时候,可有酸、麻、胀感向肘、腋或手指扩散。

(2) 内关

腧穴释义:穴位于前臂内侧,位于关脉后方,与外关相对,因此命名。

腧穴定位:腕横纹上 2 寸,掌长肌腱与桡侧腕屈肌腱之间。

腧穴功效:宁心安神,镇惊止痛,理气和胃。内关能宁心安神、豁痰开窍,可用于治疗心绞痛、心肌炎、心律不齐等心脏疾病;有镇惊的功效,可用于中风、失眠、癫狂、眩晕症等;同时能理气和胃,可应用于胃痛、呕吐、呃逆等胃肠疾病;还可以用于局部肘臂挛痛者。在穴位上施治的时候,可有酸、麻、胀向肘或手指扩散。

(3) 劳宫

腧穴释义:"劳"指的是劳动,"宫"代表要处。手掌为操劳的要所,穴位在手掌心中,所以特此命名。

腧穴定位:掌心横纹中,第 2、3 掌骨之间。简便取穴法:握拳,中指尖下是穴。

腧穴功效:清心开窍,泄热止痉。劳宫能够清心开窍,可用于中风昏迷、中暑、心痛、烦闷、癫狂、痫证等;同时具有清心泄热、消肿止痛功能,可用于口疮、口臭、鹅掌风等治疗。在穴位上施治的时候,局部可有酸、胀、痛等感觉。

（4）中冲

腧穴释义：手厥阴心包经的井穴位于中指尖端正中，经气由此而出，故以此命名。

腧穴定位：中指尖端的中央。

腧穴功效：开窍醒神，清心泄热。中冲具有清热开窍醒脑功能，可用于中风昏迷、昏厥、中暑、心绞痛、小儿惊风等急诊的治疗。紧急时，可用棱针对穴位进行浅刺放血。在穴位上施治的时候，局部可有酸、胀感。

（十）手少阳三焦经

1. **经脉循行**

手少阳三焦经，起于无名指末端，向上行于小指与无名指之间，沿着手背，出于前臂外侧桡骨和尺骨之间，向上通过肘尖，沿上臂外侧，上达肩部，交出足少阳经的后面，向上进入锁骨上窝，分布于胸中，散络于心包，向下通过横膈，从胸腔到腹部，分属上、中、下三焦。胸中支脉，从胸腔向上行走，走出锁骨上窝，沿着颈旁，至于耳后，并出于耳部上行到额角，再转而下行到面颊部。

2. **主要治疗的病证**

手少阳三焦经，属上、中、下三焦。主治头面、五官等病证，胸胁病证、热病，及经脉循行部位的其他病证。

3. **常用穴位的定位和主治**

（1）外关

腧穴释义：穴位在前臂的外侧，与内关相对，所以称为外关。

腧穴定位:腕背横纹上2寸,尺骨与桡骨正中间。

腧穴功效:清热消肿,通经止痛。《杂病穴法歌》:"一切风寒暑湿邪,头痛发热外关起。"外关穴对热病、头痛、目赤肿痛、耳鸣、耳聋具有治疗作用。此外,还有通经止痛的功效,常用于肋间神经痛、落枕、急性腰扭伤等;对于局部的上肢痿痹不遂同样具有通经络作用。在穴位上施治的时候,局部可有酸、麻、胀感向肘、肩、手指等部位扩散。

(2)肩髎

腧穴释义:"髎"指的是骨的缝隙,穴位在肩部的骨缝中,因此名为肩髎。

腧穴定位:肩峰后下方,上臂外展时,当肩髃穴后寸许凹陷中。

腧穴功效:祛风除湿,舒筋活络。本穴有除风湿、通络止痛功效,是治疗肩部疾病的常用穴,可用于肩关节周围炎、中风偏瘫、肩重不能举等。在穴位上施治的时候,局部会有酸、胀感。

(3)翳风

腧穴释义:"翳"指的是遮蔽,"风"代表风邪。穴位在耳垂的后方,可以遮蔽风邪的侵袭,特此命名。

腧穴定位:乳突前下方与下颌角之间的凹陷处。

腧穴功效:息风清热,通络开窍。临床上,可用于耳鸣、耳聋;口眼㖞斜、牙关紧闭、颊肿、面风等风邪侵袭证的治疗。在穴位上施治的时候,局部胀痛或向耳内、咽部扩散。

（十一）足少阳胆经

1. 经脉循行

足少阳胆经,起于眼睛外侧角,上行到额角后,转而下行至耳后,沿颈部到达肩上,下入锁骨上窝,进入胸腔,通过横膈,联络肝脏,属于胆腑,沿胸胁内,下达腹股沟动脉部,经过外阴部毛际,横入髋关节部。主干在锁骨上窝下到腋窝部、侧胸、胸胁部,并与躯干的分支汇合于髋关节部,再向下沿着大腿外侧、膝外缘,循行在腓骨的前面,到达脚踝外侧,沿足背部,止于足第4趾外侧端。

2. 主要治疗的病证

足少阳胆经,属于胆腑,主治肝胆系统疾病,侧头部、五官等病证,胸胁病,及经脉循行部位的其他病证。

3. 常用穴位的定位和主治

（1）风池

腧穴释义:穴位在颞颥后发际凹陷地方,是治风的要穴,所以就此命名。

腧穴定位:胸锁乳突肌与斜方肌上端之间的凹陷中,平风府穴。

腧穴功效:祛风解表,清利头目。风池能够疏散表邪,是治疗表证的常用穴位,可用于感冒、鼻塞、鼻衄、目赤肿痛等。由于能够清利头目,所以可用于头痛、眩晕、耳鸣、耳聋等。在穴位上施治的时候,局部可有酸、麻、胀感向眼眶、耳后或颈部扩散。

（2）肩井

腧穴释义："井"指深的意思。穴位在肩上凹陷处,故名。

腧穴定位:肩上,大椎穴与肩峰连线的中点上。

腧穴功效:舒筋活络,降逆,通乳催产。肩井有舒筋活络、祛风除痹、通经止痛的作用,可用于肩背痹痛、手臂不举、颈项强痛等;还可以用于难产、乳痈、乳汁不下、瘰疬等。在穴位上施治的时候,局部可有酸、麻、胀感向肩背部扩散。

（3）阳陵泉

腧穴释义:腿外侧为阳,"陵"指的是高处。腓骨小头与腓骨长肌的隆起犹如丘陵,穴位靠近隆起的位置,故以此命名。

腧穴定位:腓骨小头前下方凹陷中。

腧穴功效:舒筋活络,疏肝利胆,定惊息风。阳陵泉功能舒筋活络,是治疗筋脉麻痹的要穴。主治半身不遂、下肢萎痹、麻木等。此外,还可用于黄疸、胁痛、口苦、呕吐、吞酸等肝胆病证。在穴位上施治的时候,可有酸、麻、胀感向下放射至足背部。

（十二）足厥阴肝经

1. 经脉循行

足厥阴肝经,起于足大趾背上丛毛部,沿着足跗到达脚内踝前,至内踝上 8 寸处转到足太阴脾经的后方,向上循行,走于膝盖和大腿的内侧,入会阴部,环绕阴器,到达小腹,属于肝脏,联络胆腑,经过横膈,分布于胁肋,继续向上,走过喉咙后壁,上入鼻咽部后,继续上行至额部,与督脉会于颠顶。

2. **主要治疗的病证**

足厥阴肝经,属于肝脏,主治肝胆、脾胃相关的病证,妇科、少腹、前阴病证,以及经脉循行部位的其他病证。

3. **常用穴位的定位和主治**

(1) 太冲

腧穴释义:"冲"指要冲,穴位居于肝经脉气盛大地方,故以此命名。

腧穴定位:足背,第1、2跖骨结合部之前凹陷中。

腧穴功效:平肝息风,清热利胆、明目。太冲能平肝息风,主治头痛、眩晕、耳鸣、目赤肿痛、口眼㖞斜、小儿惊风等,另可清热利胆,故多用于黄疸、胁痛、腹胀、呕逆等病症;具有疏肝理气的作用,亦可以用于月经不调、痛经、闭经、崩漏、带下等。在穴位上施治的时候,局部可有麻、胀感或向足底扩散。

(2) 章门

腧穴释义:"章"为彰明;门指代门户,该穴是五脏之气,出入交经的门户,故以此命名。

腧穴定位:第11肋游离端下际。

腧穴功效:疏肝健脾,调气活血。章门能够疏肝调气,可用于胁痛、黄疸、痞块等;同时章门属于脾的募穴,是脾经的经气聚集地方,具有健脾和胃、补中活血功效,主治腹痛、腹胀、肠鸣、腹泻、呕吐等。在穴位上施治的时候,局部可伴有酸、胀感。

(3) 期门

腧穴释义:"期"指一周,人体十二经气血从期门开始,也终止于期门,周而复始,特以此命名。

腧穴定位:乳头直下,第6肋间隙,前正中线旁开4寸。

腧穴功效:疏肝理脾,调气活血。期门能够疏肝调气,可用于胆囊炎、胆结石、肝炎、肋间神经痛等;同时具有调理脾胃功能,可用于呕吐、吞酸、呃逆、腹胀等肝胃病证。在穴位上施治的时候,局部酸、麻、胀或向侧胸扩散。

(十三) 督脉

1. 经脉循行

督脉,起于小腹部,走出会阴,沿身体后从尾骨端循着脊柱的内部向上走,上达头后的风府穴,进入脑中,直行至颠顶,属于脑。

2. 主要治疗的病证

督脉,总督全身的阳经,有调节阳经气血的作用,称为"阳脉之海"。主治神志病,热病,腰骶、背、头项等局部病证,及相应的内脏病证。

3. 常用穴位的定位和主治

(1) 命门

腧穴释义:穴位两肾的中间,是生命的重要门户,特此命名。

腧穴定位:后正中线上,第2腰椎棘突下凹陷中。

腧穴功效:培元固本,强健腰膝。主治月经不调、赤白带下、痛经、经闭、不孕等妇科疾病;男科的遗精、阳痿、精冷不育、小便频数;对于小腹冷痛、五更泄泻、腰脊强痛、下肢痿痹等肾阳虚证具有温肾壮阳作用。在穴位上施治的时候,局部伴有麻、胀感觉,可向下肢扩散。

（2）大椎

腧穴释义：第 7 颈椎棘突隆起高大，是椎骨中最大的一个，穴位在隆起之下，所以称为大椎。

腧穴定位：后正中线上，第 7 颈椎棘突下凹陷中。

腧穴功效：疏风解表，清解里热。本穴能清热散解外邪，对于外邪侵袭所致的表证，如热病、疟疾、发热恶寒、咳嗽、气喘、风疹、痤疮，可予针刺或刮痧等治疗；其清热祛风作用，可用于骨蒸潮热、癫狂、小儿惊风等。在穴位上施治的时候，局部的酸、胀、麻感可向周围扩散。

（3）风府

腧穴释义："风"指风邪，"府"指聚会之处，特指该穴是风邪侵袭的地方，就此命名。

腧穴定位：正坐，头微前倾，后正中线上，入后发际上1 寸。

腧穴功效：疏散风热，定志安神。《席弘赋》："风府、风市寻得到，伤寒百病一时消。"风府穴可用于头痛、眩晕、颈项强痛治疗；另有定志安神的功效，可用于中风、癫狂痫、癔病等病证。在穴位上施治的时候，局部可有酸、麻感向周围扩散。

（4）百会

腧穴释义："百"代表多的意思，"会"指聚会。头为诸阳之会，百脉聚集，所以名为百会。

腧穴定位：后发际正中直上 7 寸，或当头部正中线与两耳尖连线的交点处。

腧穴功效：开窍醒脑，回阳固脱，清热息风。本穴有开窍醒脑，又可息风清热，可用于痴呆、中风、失语、失眠、健忘、头风、眩晕、耳鸣以及癫狂、痫证等。百会居于人体颠顶高处,具有升提举陷的作用,可用于脱肛、痔疾、内脏下垂、阴挺等。在穴位上施治的时候,局部可有酸、胀感。用于升提时,可以用灸法施治。

(十四)任脉

1. 经脉循行

任脉,起于小腹内,下出会阴部,向前上行经阴毛部,沿前正中线上行,经关元等穴,上达咽喉部,再上行环绕口唇,经面部进入目眶下。

2. 主要治疗的病证

任脉调节一身的阴经气血,称为"阴脉之海"。主治胸腹、胃脘、头颈局部病证,及相应的内脏病证,部分腧穴有强壮身体的作用,或可治疗神志病。

3. 常用穴位的定位和主治

(1)中极

腧穴释义:"中"指中间,"极"代表尽端。穴位的位置大致在人体正中点,由此而命名。

腧穴定位:前正中线上,脐下4寸。

腧穴功效:补肾培元,清热利湿。任脉与肾经交会穴,有补肾益阳作用,主治遗精、阳痿、不育、早泄、月经不调、崩漏、阴挺、阴痒、不孕等。中极也是足太阳膀胱经的募穴,是膀胱经气聚集的地方,可用于小便不利、遗尿、癃闭等水液代谢障碍病证。在穴位上施治的时候,局部可有酸、麻、胀感向会阴部扩散。

（2）关元

腧穴释义："关"即关键、重要。穴位处在丹田位置，是人体元气所藏的地方，所以名为关元。

腧穴定位：前正中线上，脐下 3 寸。

腧穴功效：补肾培元，清热利湿。关元为小肠经的募穴，是小肠经气聚集的地方，能调节肠胃的泌别清浊功能，可用以治疗少腹疼痛、呕吐、泄泻、便秘、脱肛等。关元能大补元气，有益气摄血的功效，可用于尿血、便血、恶露不尽、崩漏等。关元还具有补肾培元的功效，可用于虚劳冷惫、羸瘦无力、阳痿、早泄等。在穴位上施治的时候，局部酸、麻、胀感可向会阴处扩散。

（3）气海

腧穴释义：《采艾编》："气海，生气之海，凡百病以为主。"气海由此而命名。

腧穴定位：前正中线上，脐下 1.5 寸。

腧穴功效：补肾培元。气海为人体强壮要穴，具有大补元气的功效，可用于虚脱、形体羸瘦、脏气衰惫、乏力等虚损性病证。对于胃肠的腹泻、痢疾、便秘等具有疗效。此外，气海还可用于小便不利、疝气、闭经、带下等妇科及前阴病证。在穴位上施治的时候，局部可有酸、麻、胀感向阴部扩散。

（4）神阙

腧穴释义：《经穴释义汇解》："穴在脐中、喻为元神之阙庭，故名神阙。"

腧穴定位：脐窝中央。

腧穴功效：回阳救逆，补肾培元。神阙位居脐窝正中，为先天精气输注的地方，是治疗虚寒脱证的要穴，并可补肾元、调冲任。对于虚脱、中风脱证,腹痛、腹泻、痢疾、脱肛等肠道疾病,以及水肿、小便不利等水液代谢病证具有疗效。在穴位上施治的时候,局部可有热、胀感。注意神阙穴禁用针刺治疗,多数采用灸法施治。

(5) 中脘

腧穴释义:《经穴选解》:"中脘,此穴在胃之中,正当胃小弯处,故名中脘,对上脘下脘而言也。"

腧穴定位:前正中线上,脐上 4 寸,或脐与胸剑联合连线的中点处。

腧穴功效:调理肠胃,理气降逆,消食化滞。中脘是胃腑的募穴,胃经脉气结聚的地方,是治疗胃病的要穴,可用于治疗胃痛、腹胀、纳呆、呕吐、吞酸、呃逆、小儿疳积等。中脘具有解郁理气功效,可治疗黄疸、胸胁满痛、臌胀等。在穴位上施治的时候,局部伴有胀感,并可向周围扩散。

四、穴位保健的常用方法

穴位保健就是通过刺激人体表面的腧穴,进而疏通经络、调和气血、协调脏腑、调整阴阳等,起到平衡整体、增强体质、防病养生的作用。现代研究结果提示,各种保健方法对人体的多个系统均有不同程度的促进、改善作用。如针灸能对人体的多个脏腑功能起到改善作用,提高人体的免疫能力。针刺或者艾灸,通过局部的穴位刺激或者借由燃艾时发出的药力及温热刺激,促进机体的新陈代谢,提高机体的免疫力,还能够增加红细胞、白细胞的数量和增强巨噬细胞的吞噬能力。

值得推广的是,针灸具有双向的良性调节作用,对机体亢奋状态具有抑制效果,对机体的抑制状态具有兴奋作用。如血压高的患者,通过艾灸涌泉穴,可以降低血压;血压低的患者,通过艾灸可以升高血压。拔罐保健方法通过负压、局部温热刺激,能使血管扩张,改善血液循环,促进代谢废物及人体毒素排出,增强血管的通透性,提高局部的耐受性和机体的抵抗力。按摩保健通过刺激皮肤末梢神经,对血液循环、淋巴循环有促进作用,有助于提高身体各机能的新陈代谢水平。因此,联合多种保健方法的优势进行综合疗养是自我管理的有效途径。下面针对灸法、拔罐疗法、穴位贴敷、刮痧、按摩等不同的常见穴位保健方法进行阐述。

(一) 艾灸疗法

艾灸,主要是借艾草燃烧后发散的热力,给体表穴位以温热性刺激,通过经络腧穴的作用,达到增强体质、愈病康复、养生保健的一种方法。艾叶气味芳香,有温通经络,行气活血,祛湿散寒等功效。灸法疗法,具有简、便、灵、验等特点,应用非常广泛。根据制剂的不同,分为艾炷灸和艾条灸。艾炷灸既可直接将艾绒放在腧穴上施灸,也可用不同的药物,如生姜片、鲜蒜片、附子饼、食盐等,将艾绒与皮肤隔开施灸。艾条灸是指将艾条一端点燃,对准施灸部位进行艾灸的方法。艾灸适用于风寒湿邪导致的腹痛腹泻、关节疼痛、痛经闭经等,具有温经散寒的功效;也可用于阳气虚出现的自汗、四肢冰冷等温煦不足之症状,以及遗尿、脱肛、子宫下垂等阳气失于升提之症状,具有温阳益气作用。平素还可以对足三里、关元、大椎等穴位进行灸疗,能激发人体正气,提高抗病能力,起到防病保健作用。艾灸时需要注意以下几个事项:①施灸时要避免引起烧伤及烧坏衣物。②施灸的顺序,一般是先上部、背部,后下部、腹部,先头身,后四肢。③特殊情况,灵活掌握。面部、五官、下体会阴和有大血管的部位一般不宜采用直接灸;实热证、阴虚发热证、孕妇的腹部和腰部不宜施灸。④注意观察,防止烫伤。

(二)拔罐疗法

拔罐疗法,是以罐为工具,利用燃烧热力排出罐内空气,造成负压,吸附在人体的一定部位,产生温热刺激并造成瘀血现象的一种疗法。拔罐疗法最早见于晋代《肘后备急方》,用牛角作为吸附的罐子,吸附脓血。其原理主要是通过罐体的负压吸附及对皮肤的刮烫,挤压、牵拉浅层肌肉,对经络穴位进行辨证施治,达到通畅脉道、行气活血、调整阴阳的效果,起到治病愈疾、养生保健的作用。拔罐法常用工具有竹罐、陶罐、玻璃罐等,以竹罐取材最为方便,轻巧,但易破裂漏气、吸附力不大等。临床上以玻璃罐用得最多,其吸附力大,易观察皮肤情况,但易损坏。操作时,为使治疗取得最佳疗效,常在罐子吸附皮肤后,根据病情配合其他的操作方法,如走罐法、闪罐法等。拔罐法适用于各种痹证、痛证、水湿蓄积证,对于湿热、瘀血体质人群具有养生保健效果,可在疾病治疗中,综合运用。肿瘤患者、重度心力衰竭患者、孕妇、高热患者不宜使用。局部皮肤有疮疡、过敏,及心前区、乳头、五官、脐眼、毛发多的部位不宜拔罐。凝血机制差,容易出血,如紫癜患者,禁止使用。醉酒、过饥、过饱、过度疲劳时候不宜操作。拔罐手法应轻柔,注意勿灼伤或烫伤皮肤。

(三)穴位贴敷

穴位贴敷,是指在施治的穴位上贴敷药物,通过药物和穴位的共同作用,达到治病疗疾、养生保健作用的一种外治方法。贴敷穴位的某些药物带有刺激性,可以引起局部充血、起泡,现代也称发泡疗法。三伏天流行的"天灸"属于穴位贴敷疗法的一种。常用的儿科治疗,有"敷脐疗法"或"脐疗",是通过脐部吸收药物并刺激脐部用来治疗疾病。穴位敷贴,总体具有作用直接,简单易学,疗效确切,无创伤疼痛,适应证广等特点。穴位敷贴适用于多个系统的疾病,如支气管哮喘、过敏性鼻炎、慢性咳嗽等呼吸系统方面的疾病,以及慢性胃炎、慢性结肠炎、慢性消化不良等消化系统方面疾病,还有部分疼痛性疾病,如颈椎病、肩周炎、腰肌劳损、腰椎间盘突出、腰椎管狭窄、慢性盆腔炎等。现代研究表明,贴敷疗法能增强人体的免疫能力,激发和调动机体的抵抗力,增强对多种病原微生物的杀灭能力,促使人体趋向气血调和、阴平阳秘的健康状态。目前,有专供贴敷穴位的特制敷料,使用固定都非常方便。一般情况下,刺激性小的药物。1~3天进行1次换药;刺激性大的药物,应视患者的反应和发泡程度确定贴敷时间,如需再贴敷,应待局部皮肤基本正常后再敷药。换药可用棉球蘸取温水或植物油轻揩皮肤,除去药物。

(四)刮痧疗法

刮痧,为运用刮痧器具刮拭皮表,达到疏通经络、排出痧毒、治愈疾病的一种治疗方法。我国现已发现最古老的医籍——《五十二病方》，记载皮表刮拭的砭石疗法，这是刮痧疗法的萌芽。刮痧通过对皮表的直接刮拭，产生刺激作用，加快局部的血液循环，改善组织的营养供应，促进组织的修复。另外，刮痧过程可使局部汗孔开泄，将瘀滞在肌表的人体毒素排泄于外，即中医讲的排毒作用。此外，施治在经辨证后所选的经络穴位上，可调节患者的气血运行、脏腑功能等，从而起到治病保健作用。刮痧疗法的运用范围非常广泛，例如，常见的感冒、咳嗽、中暑、内伤发热、肥胖、消化不良等内科疾病；伤科疾病，如腰部扭伤、落枕、颈椎病、腰椎间盘突出、坐骨神经痛等；妇科的病证，如月经不调、痛经、闭经、经行发热等；还有厌食、遗尿、夏季热、小儿夜啼等儿科病证。刮痧时候需要注意，治疗室内要保暖，应避寒冷、避风吹。体质好或实质性疾病患者，宜用泻法或平补平泻法刮拭；病情轻、病灶浅，但体质较差的患者，宜用补法。刮痧过程，随时注意观察患者的面色表情及全身情况，以便及时发现并处理意外情况。每次治疗时，刮拭时间不可过长。前次施治的痧斑未退部位，不宜再次刮拭；通常需要间隔 3~6 天，以皮肤痧斑消退为标准。治疗后 30 分钟内忌洗凉水澡。

（五）按摩疗法

按摩，又称为推拿。是通过运用手和肢体的技巧，按摩人体一定部位或穴位，从而达到治病保健、养生延年的目的。按摩主要通过对人体局部的刺激，促进新陈代谢，从而调整人体各脏腑功能的协调统一，平调身体的阴阳，增强机体的正气，进而有舒筋活血、治病防病、保健养生的效果。推拿具有操作简单、易于掌握、不受客观条件限制、疗效确切、安全可靠等特点。一般周身按摩的顺序为：先按摩背部以及下肢的前侧，嘱受术者采用仰卧位，并按摩上肢、胸腹部以及下肢的侧部，最后按摩头面部。按摩时需要注意，避免在过饥、过饱、酗酒或过度疲劳时进行。凡高热、急性炎症、各种良性或恶性肿瘤、严重心脏病、多发性硬化、肢体严重静脉曲张等情况，不宜行按摩治疗。对于皮肤有创伤、发炎的部位，要避开。按摩后有汗出时，应注意避风、避寒。推拿是长期的治疗行为，适应证比较广泛，如无禁忌等情况，无论是在平素生活状态还是身体不适情况下，均可进行。

五、慢性肾脏病常见临床症状的穴位处方

肾脏病的常见症状很多，如水肿、尿少或无尿、多尿、尿频、血尿、尿中泡沫增多、腰酸痛、高血压引起的头晕等。这些都可以通过穴位的自我保健，得到一定程度的缓解。下面针对肾脏病患者常见的症状和体征，进行组方配穴介绍，方便患者进行日常保健。

（一）水肿

1. 临床解析

水肿是因为人体内水液停留，溢出于体表肌肤，而出现的以头面、眼睑、四肢、腹背，甚至全身浮肿为主要表现的临床症状。水肿常出现于眼睑、足踝及背臀部，严重时可伴有胸水、

腹水及会阴(阴囊、阴唇)水肿。若皮肤破损,水肿液可溢流不止。水肿的治疗要分清原因,以治疗原发病为主,必要时配合利尿剂多排出小便,消除水肿。患者注意严格控制饮水,吃清淡食物,避免摄入太多盐分,有助于消除水肿。另外,还可以配合穴位进行按摩治疗。

2. 穴位处方

中医认为,人体水液的代谢与肺、脾、肾三脏以及三焦相关联,肺失通调,脾失转输,肾失开阖,三焦气化不利均可导致水肿的出现。因此,中医治疗水肿,多从任脉、足太阴脾经、足阳明胃经以及足太阳膀胱经入手。可以选用阴陵泉、水分、气海、足三里、申脉以及脾俞、肾俞、关元、肺俞、三阴交等穴位进行辨证治疗。《医林绳墨》曰:"肿当利水而实脾。"阴陵泉为脾之合穴,能温化水湿、利水消肿;用艾灸疗法,灸治水分穴能健运脾阳、利水消肿。《百症赋》曰:"阴陵水分,去水肿之盈脐"。阴陵穴和水分穴配合其健脾利水消肿功能。任脉隶属于肾,故取任脉上的气海穴,温补肾阳、化气行水。足阳明胃经的足三里和膀胱经的申脉进行调和气血,行水消肿。其他相应酌加脾俞、肾俞、关元、肺俞、三阴交等穴进行治疗。以上穴位组方可采用按摩的方式,也可行艾灸治疗,用灸法可用雀啄灸,注意勿烫伤皮肤。

(二)尿少或无尿

1. 临床解析

少尿是指成人 24 小时尿量少于 400mL,少于 100mL 为无尿。此症状相当于中医的"癃闭",病因是由于肾脏的温煦功能障碍,导致膀胱气化功能失常。其中以小便不顺畅,点滴而短少,病情逐渐加重的过程称为"癃";以小便闭塞,一点尿液都没有,发病情况较迅疾者称为"闭"。治疗上要注意找准病因,有针对性的治疗,解决"癃闭"原因,必要时同样要配合利尿药,而且要控制饮水,否则很容易出现水肿,在此基础上,再配合穴位按摩的治疗方法,疗效更加显著。

2. 穴位处方

中医认为,导致少尿、无尿的原因有肺热壅盛、热邪闭阻,命门火衰,瘀血阻络等。由以上的原因,最终导致膀胱气化功能的失常。因此,中医治疗水肿,除了从膀胱经论治外,还从其他的经脉辨证论治。可以选用会阳、肾俞、秩边、中极、阴陵泉、三阴交、膀胱俞、关元、脾俞、三焦俞等穴位。《灵枢·癫狂》:曰"内闭不得溲,刺足少阴、太阳与骶上以长针。"因此,治疗少尿、无尿症,以足太阳膀胱经和肾经的穴位为主,会阳、肾俞、秩边是足太阳膀胱经的穴位。全方组合,共奏调理膀胱气化而利小便之功效。穴位既可以用按摩手法治疗,又可配合艾灸、拔罐等疗法施治。

(三)多尿或夜尿

1. 临床解析

多尿是指在非正常生理反应下,人体 24 小时内排尿量超出 2 500mL。常见于慢性肾脏病早期,是肾小管浓缩功能不全的表现。此时以夜间排尿量增加为特点,正常人日夜排尿量有一定的规律,日间尿量应多于夜间,其比例为(2~3):1,夜尿不应多于 750mL。若夜尿总量增多,日夜尿量之比发生改变,也是肾小管浓缩功能减退的表现。若进行检查可发现尿比重及尿渗透浓度降低。

2. 穴位处方

中医认为多尿的病因是肾中阳气不足,不能蒸腾水液,就像没有柴火的一锅水,不能沸腾水液,失去了浓缩功能;或者是因为肾气不足,固涩封藏作用减退,失去了关闭功能。尿液的生成代谢与肺、脾、肾、三焦等相关,治疗多尿可以选用关元、神庭、肾俞、照海、神门、三阴交、列缺等。用任脉的关元穴补益肾气,培元固本;用督脉的神庭穴与关元穴相互配合,加足太阳膀胱经的肾俞,可补肾助阳;再酌加肾经的照海穴,增强益肾功效;并配合心经的神门穴,调节心神,心肾相交;还可配以足太阴脾经的三阴交、肺经的列缺穴交通任脉等。上述穴位,既可以施予按摩疗法,也可用艾灸进行治疗。

(四)尿血或尿浊

1. 临床解析

尿血是指血从小便中排出,一种情况是尿液的颜色呈淡红、鲜红,或夹杂血块,另一种情况是尿液颜色正常,但在显微镜下可以看见尿中有红细胞,多无疼痛的感觉。尿浊是指小便中可见大量泡沫,尿液混浊,没有尿痛的症状。慢性肾脏病患者出现尿浊是尿中出现蛋白尿的表现。出现尿浊时也要注意多休息,避免激烈运动,同时积极治疗。

2. 穴位处方

中医认为血尿基本病机是"肾络受损,血溢脉外",主要是肾、脾两脏的虚损,并夹杂有其他的热、湿、瘀等病理因素。蛋白尿的主要病机是"肾络受损，精血外溢"，同时也具有脾的虚损。因为脾统血、肾藏精，加上有病理因素的加重，所以治疗从脾、肾论治。血尿的治疗，可选用小肠俞、大敦、中脘、水分、脾俞、肾俞、气海、天枢、关元、三阴交等穴位。蛋白尿的治疗，可选用三阴交、气海、内关、中极、秩边、足三里、肾俞等。三阴交可健脾生精而摄精，发挥固涩人体精华的作用；气海为丹田，是元气之根本，可培补元气，益肾固本；内关可调神导气，促进肾气固摄作用；中极、秩边在人体下腹和腰骶位置，可梳理局部气机；足三里、肾俞穴脾肾双补。全方共奏补益脾肾功能。穴位处方可以选用按摩治疗，也可采用艾灸疗法。

（五）腰痛

1. 临床解析

慢性肾脏病患者的腰痛有多种原因，或者因为腰椎的问题，或者因为腰肌劳损，或者因为肾盂结石或输尿管结石，或者由肾炎导致。腰痛有急、慢性之分，有肾脏病基础疾病的人群，此时要注意观察有无血尿、发热、肾区叩击痛等症状，必要时还需要做尿液检查、泌尿系二维超声检查（B超检查）等以明确诊断。在明确诊断的基础上再给予针对性治疗，有助于尽早康复。

2. 穴位处方

中医认为，腰痛是指因外感、内伤或挫伤导致腰部气血运行不畅或失于濡养，引起腰脊或脊柱两旁疼痛为主要症状的一种病证。急性腰痛，病程较短，轻微活动即可引起一侧或两侧腰部疼痛加重，脊柱两旁常有明显的按压痛。慢性腰痛，病程较长,缠绵难愈,腰部多隐痛或酸痛。腰痛常因体位不当,劳累过度,天气变化等因素而加重。主要发病机理机制是外邪痹阻经脉,气血运行不畅,或肾精气亏虚,腰府失于濡养、温煦。对于慢性腰痛,可选取阿是穴、三阴交、阴陵泉、肾俞、足三里、中极、天枢、环跳、委中、委阳等穴位进行按摩,也可采用艾灸疗法。

(六) 高血压病引起的头晕

1. 临床解析

高血压病是指在静息状态下动脉收缩压和/或舒张压增高(≥140/90mmHg),常伴有脂肪和糖代谢紊乱以及心、脑、肾和视网膜等器官功能性或器质性改变。血压过高可能出现头痛、头晕等症状,多在后脑,伴有恶心、呕吐、眩晕、耳鸣、心悸气短、肢体麻木等。慢性肾脏病患者应注意时常检查血压,规律服用降压药,将血压控制在正常范围内。

2. 穴位处方

中医认为,高血压病多与肝和肾相关。肝主生发,肾主封藏;肝从木,肾从水;木的生发需要水的涵养;随着现代生活节奏加快,患者容易出现肝肾阴虚或肝郁气结证,肝肾阴虚则虚火内生,虚火上扰头窍就会出现头痛、头晕等表现,或因为肝郁气结,气郁化火,肝火上炎,可有头痛症状。可选择按摩足三里、内关、大椎、三阴交、涌泉、曲池、风池、肩井、印堂、百会、四神聪、曲泉等。

（七）便秘

1. 临床解析

便秘,即排便困难,排便时间延长,粪便干燥坚硬。中医认为,便秘可有虚实之分。实证者可见身体泛热,口臭口渴,喜欢冷饮,胸胁腹部等部位胀痛,原因可能是身体属于阳盛体质,又喜欢吃辛辣厚味的食物,导致肠胃有积热,积热煎灼,肠道阴液不足,进而大便燥结导致排便不通畅。虚证者多伴有面色无华,精神疲倦,肢体困重乏力,胃口减退,多是因为久病之后,耗损气血而致。

2. 穴位处方

中医认为,便秘的病机总属大肠传导功能失常。病位在大肠,与脾、胃、肝、肾有关。治疗上,选穴组方针对相关经络的俞穴,可选用上巨虚、水道、归来、照海、支沟、外关、章门、阴陵泉等穴位进行保健。上巨虚为大肠经的穴位,可以疏通阳明,通降腑气,配伍足阳明胃经的水道、归来,可以通腑导滞,《肘后歌》曰:"飞虎一穴通痞气。"飞虎穴正是支沟,能够疏理三焦气机,通调大肠。另外,配伍足厥阴肝经的章门穴,加强行气作用,以及足太阴脾经的阴陵泉补脾益气,助大肠传导。也可配合一指禅推中脘、大横、关元等穴位。

（八）失眠

1. 临床解析

失眠又称不寐,轻者入睡困难或易醒,醒后不易再次入睡,重者整夜难眠。常伴头痛、头晕、健忘、多梦等症。失眠危害性甚多,长时间的失眠会导致神经衰弱、抑郁症、焦虑症、自主神经功能紊乱等疾病,以及多个系统疾病如心血管系统、消化系统等。在慢性肾脏病患者人群中,尤其是行肾脏替代治疗的患者,失眠症状非常常见。

2. 穴位处方

中医认为失眠病机与阴阳不相交有关,主要涉及心、脾、肾等脏,可因长期思虑、过度劳倦伤及心脾两脏,心神失养;或因受惊受恐、房事不节伤肾,导致心火亢盛,心肾不交,神志不宁;或情志抑郁,肝郁久肝阳上扰头窍;或因为饮食不节制,导致脾胃不和等原因引起的。可按摩百会、神门、内关、三阴交、太阳、肾俞等穴位,实证可加按丰隆、足三里,虚证可加按心俞、脾俞。虚证还可选用艾灸疗法。

(九) 呕吐

1. 临床解析

呕吐是指胃失和降,气逆而上,迫使胃里的内容物从口中吐出的一种病证。呕吐辨证同样分虚实,实证者胃部胀闷不适,呕吐频发,吐出物的量比较多,伴有酸腐气味。虚证者,症状见呕吐间歇发作,时而停止,吐出物的量不多,酸臭气味不明显,常伴有精神萎靡,倦怠乏力等气虚表现。

2. 穴位处方

中医认为呕吐的病机总属胃失和降,胃气上逆,迫使胃内容物从口吐出。其病变脏腑主要在胃,与肝、脾、胆等其他脏腑密切关系。针灸的治疗,以疏理气机,降逆止呕为治则,对患者进行辨证后再按虚实情况论治。实证者,可按摩中脘、

52 足三里、内关、合谷、公孙、天枢、支沟、下脘等穴位;虚证可选用脾俞、胃俞、中脘、内关、足三里、阴陵泉等穴位,也可配合艾灸。

(十) 皮肤瘙痒

1. 临床解析

慢性肾脏病晚期患者常有全身性难以忍受的瘙痒症状,与皮肤钙、镁、磷等矿物质沉着,皮肤微血管病变,甲状旁腺功能亢进,维生素 A 过多等因素相关。现代医学的主要治疗方法是对症处理,如给予抗组胺受体药物,口服磷结合剂等办法,但疗效多欠佳。

2. 穴位处方

中医认为这是肝肾阴虚,风动上扰,加之浊毒邪气外溢肌肤所致,所以皮肤缺少光泽,呈现晦暗的颜色,干燥甚至出现脱屑,常常反复发作,缠绵难愈。治疗上,养血祛风,排毒止痒。可选择合谷疏散风邪,曲池、血海、膈俞入血分,清热活血,即"血行风自灭"。 另配以膈俞、足三里、脾俞补益气血。此外,结合具体情况,可配伍尺泽、孔最、列缺、少商、委中、肺俞等穴位。

穴位保健问答

1. 慢性肾脏病患者,需要针灸治疗或穴位按摩吗?

慢性肾脏病患者常以脾肾气虚为本,兼有湿浊、水湿、湿热或瘀血内阻,导致体内阴阳失调。针灸治疗或穴位按摩具有疏通经络、调和阴阳、扶正祛邪的功效,对慢性肾脏病患者调整阴阳平衡、改善体质有较好的帮助。

2. 针灸治疗或穴位按摩有什么作用?

针灸治疗或穴位按摩是以中医理论为基础的中医传统疗法。以经络穴位按摩为主,其手法渗透力强,可以放松肌肉、解除疲劳、调节人体机能,具有提高人体免疫能力、疏通经络、平衡阴阳、延年益寿之功效。

3. 如何才能找准穴位?

取穴是否准确,直接影响疗效。因此,按摩前一定要找准穴位。如何才能准确取穴呢? 首先,我们要根据本书前面部分介绍的取穴方法以及穴位的定位方法,摸索着确定穴位位置。然后,再试探地按一下穴位,如果位置准确,按下去会

54　出现轻微酸胀感,或麻木感,或胀痛,甚至有循经传导的感觉。如果自己不是很确定,可以再请教中医专业的医师,在医师指导下找准穴位。

4. 每次进行穴位治疗时选取的穴位个数越多越好吗? 治疗时间越久越好吗?

并非选取的穴位个数越多越好,治疗时间越久越好。一般根据本书介绍的穴位处方结合病情进行穴位选择,穴位刺激一般不超过 30 分钟,过长时间容易出现经络疲劳,反而达不到治疗效果。

5. 每次进行针灸治疗都要找医师执行吗?

针灸治疗时最好由专业医师操作,在家自己进行的穴位治疗,一般提倡用按摩的方法。必要时可以配合艾条艾灸治疗,但一定要在专业医师指导后才能进行,规范操作,避免烫伤,同时小心用火安全。

6. 穴位都是左右对称的吗? 如果进行穴位治疗时是不是两侧都要进行?

除了任督二脉和经外奇穴,穴位一般都是左右对称的,所以最好两侧都进行治疗,特殊情况下可由医师指导操作,如一些局部疼痛的治疗就可以只治疗一侧穴位。

7. 穴位按摩定位不准确会有副作用吗?

短期的治疗一般无特殊影响,但起不到治疗作用。如果是第一次按压力度过大,可能会在第二天出现肌肉反应,即肌肉疼痛,这些一般是暂时的,可以恢复。定期与专业医师沟通,在医师指导下准确穴位定位及操作,可以避免这种情况发生。

8. 是否慢性肾脏病患者都适合穴位按摩?

一般的慢性肾脏病患者都可以进行穴位按摩,但一些特殊的人群,如骨折患者、幼童、容易流产的女士、孕妇和皮肤有破损的患者等不适合进行穴位按摩。

9. 在什么时间段进行穴位按摩效果好?

一般在任何时段进行穴位按摩都可以。特殊人群,如容易失眠的人,以睡前进行穴位按摩效果较好。另外,一些循经按摩的疗法,严格来说,顺应经络的时间段按摩效果会更佳,但这些较难掌握,需要在专业医师指导下进行,可以不必强求。

10. 每次进行穴位按摩,怎样才算达到效果?

每次进行穴位治疗需按照专业指导意见进行。判定效果一般包括两方面:第一,局部穴位按摩产生的酸、麻、胀痛感消失或循经传导感消失,说明时间已充足,经络刺激已疲劳了。第二,症状改善,如腹泻停止,睡眠改善,咳嗽好转等。体虚患者进行治疗时,一般需要坚持相对较长时间才能达到好的效果。

11. 经常穴位按摩有副作用吗?

在专业医师指导下,准确取穴,规范按摩,一般对身体没有副作用。

情志调理篇

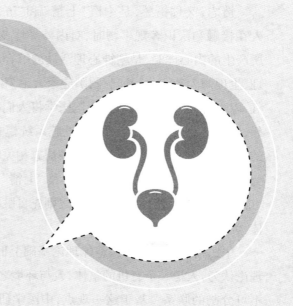

基 础 知 识

　　情志，又称情感，是中医"七情"和"五志"的总称，它是人在接触和认识客观事物时，对内外环境变化进行认知评价所产生的内心体验，是精神心理活动的综合反映，涉及人体心理、生理两大系统。《素问·阴阳应象大论》说："人有五脏化五气，以生喜、怒、悲、忧、恐。"祖国医学将人们的情绪概括为喜、怒、悲、思、恐五种，并与人体的五脏系统模式相对应，即所谓的"五志"。此外，中医学还对各种情志相关的致病因素，概括为喜、怒、忧、思、悲、恐、惊七种，简称"七情"。《三因极一病证方论》指出："七情，人之常性，动之则先自脏腑郁发，外形于肢体，为内所因。"

　　中医情志观是在中医整体理论基础上形成的。中医整体理论认为，人是一个有机的整体，人与环境之间存在着"天然"不可分割的联系。基于这一观点，中医学研究人体正常的情志活动和情志病证变化时，会从整体上、从自然界变化对人体的影响上来认识。不仅关注人体内在脏腑器官与情志的关系，更注重自然环境对情志的影响,强调情志与人体自身内部及外界环境之间的统一和谐,即所谓的"天人合一"。在中医情志观中,整体论主要体现为:情志与形体的整体性,是构成人体的五脏六腑等物质基础与情志调节的关联统一。情志与自然环境、社会环境的整体性,即情志变化受自然环境、社会环境因素的影响。

中医理论认为,情志受自然与社会环境的影响,以五脏的精气作为物质基础而形成的;只有在自然与社会环境的过度刺激下,五脏精气亏虚,伤及心神,才可导致情志的变化。慢性肾脏病患者本身体质较为虚弱,容易受到外界环境的影响,产生抑郁、悲观等心理变化,如处理不当,又会反过来影响肾脏病病情。因此,要善于运用各种心理调摄方法,稳定自己的情绪,以利于病情的控制。

一、情志的物质基础

情志活动是人类最复杂、最高级的生命活动,是需要依附于形体才能进行的生命现象。中医基础理论,认为形体与情志是物质与意识的辩证统一,人体的脏腑精气是情志活动的物质基础,五脏精气化生五志,情志活动分属于五脏,心在志为喜,肝在志为怒,脾在志为思,肺在志为悲(忧),肾在志为恐。人体的生理活动以五脏为中心,故情志活动也与五脏相关联,且与心、肝、脾、肺、肾五脏相互对应,关系密切。以上阐述的是情志与内脏相关的理论,即中医讲的"脏情相关"理论,是以人体的整体观作为指导。由于神寓于形中,情志活动是以五脏的精气作为物质基础而产生的,所以五脏功能正常则产生正常的情志变化,反之,五脏功能异常则产生异常的情志变化。"肝气虚则恐,实则怒……心藏神,脉舍神,心气虚则悲,实则笑不休"指的就是这样的规律。形体的功能活动为情志的产生以及变化提供物质基础,而情志是形体功能活动的外在表现。正常的情志反应有助于脏腑功能发挥,对机体是有益的,而病态的情志反应,超过了人体正常的耐受能力,则导致五脏功能紊乱,百病由生。

情志在人体内的传递与表达,需要借助组成人体的基本物质——气血,以及相关的传导通路——经络、血脉等。气是构成人体和维持人体生命活动的最基本物质,是脏腑组织的生理机能,人体的情志活动也与气的运动紧密相关。气的运动中医称之为"气机",基本形式是升降出入。中医基础理论运用气的运动形式,描述人体情志致病的状态,如"怒则气上""恐则气下"等。血液是构成和维持人体生命活动的基本物质之一。血的生理与心、肺、脾、肝、肾皆有密切关系。故曰:"血……盖其源源而来,生化于脾,总统于心,藏受于肝,宣布于肺,施泄于肾,灌溉一身,无所不及。"血的虚损或运行失常,均可以出现不同程度的神志方面的症状。如心血虚、肝血虚,可伴有烦躁、失眠、多梦、惊悸等神志不安的表现,可见血与神志活动有着密切关系,所以说"血者,神气也"。

二、情志与致病

情志活动是人体的生理和心理活动对外界环境刺激的自

然流露和本能反应。如果人们突然遭受某个创伤或强烈的精神刺激,超越人体的调控能力或者个人对刺激的调节能力低下时,必会造成人体气血阴阳逆乱,脏腑功能失调,从而诱发或导致疾病的发生,也就是中医讲的七情致病。

五脏之中,心、肝两脏与情志的关系最为密切。心为"君主之官",主藏神,为五脏六腑之大主,能主宰和调节人体各种生理机能和心理活动。七情为病,首先伤及心神,进而影响其他脏腑。心主神明,是指心有统帅全身脏腑、经络、形体的生理活动和主司精神、意识、思维、情志等心理活动的功能。这首先表现在情志的产生取决于个体对内外环境刺激的认识,而心神主宰人的意识和思维活动,即人对客观事物的感知是在心神的主导下完成的,是情志发生的先导。心神通过统领脏腑,调节各脏的功能活动及维持各脏腑之间的平衡协调,适应内外环境的需要而产生各种不同的情志变化。如《类经·疾病类》所说:"心为五脏六腑之大主,而总统魂魄,并赅志意。故忧动于心则肺应,思动于心则脾应,怒动于心则肝应,恐动于心则肾应,此所以五志惟心所使也。"这说明了不同的情志都是在心神的调解下,五脏分别产生了不同的变动,从而形成了不同的情志表现。

其次,是肝脏。肝者"将军之官",性喜条达而恶抑郁,主疏泄,调畅气机,以维持和调节情志活动不郁不亢。肝脏能够调节人体的气机,使得人体一身之气相互灌注流通,避免病理产物的积蓄,瘀滞于人体而诱发疾病。如肝气郁结证可见神经衰弱、癔病、精神分裂等。此外,肝气虚弱,亦可诱发人体情志障碍,"肝气虚则恐,实则怒",过于刺激导致人体发怒,可以诱导癫痫、中风等,即"怒则气上",扰乱颅脑清窍;七情太过,肝脏也受牵,"肝悲哀动中则伤魂,魂伤则狂意不精,不精则不正当人……"心、肝两脏功能常影响情志的变化。因此,古人常用"喜怒"概言各种情志变化。

此外,脾、肺、肾三脏也与人体的情志相关。脾脏"在志为思",思虑过多能够伤脾,所以久思不解的人,多伴有形体消瘦、精神疲乏、四肢懈怠等典型脾虚证候;思虑还能影响人体气机的运动。《素问·举痛论》中"思则气结",指的是过度思虑,可以导致气的郁结,可以妨碍脾胃的运化、气血的运行,出现纳差、反胃、噎膈等。肺脏,"其志为忧",且主管人体一身之气,《灵枢·本神》云:"愁忧者,气闭塞而不行。"忧愁太过,超过自我的调节能力,可使肺脏的气聚不利呼吸,出现喘促、咳嗽等证。肾脏,人体先天之本,藏着元阴化生人体元气,"在志为恐",所以,《素问·阴阳应象大论》中说"恐伤肾",过度惊恐,能够引起人的气机上下调节失衡,"恐则气下",可出现遗尿、二便失禁等。

三、情志与环境的整体性

人生活在自然和社会环境中,体内五脏六腑的功能和病理变化必然会受到自然、社会环境的影响,彼此之间构成有机整体。《素问·四气调神大论》指出:"故四时养生者,万物之终始也,死生之本也,逆之则灾害生,从之则苛疾不起,是谓得道。"人生活在自然环境中,与自然界是统一的整体,和自然界的一切其他生物一样,受春温、夏热、秋凉、冬寒四时气候变化的影响,人体的气机也循着春生、夏长、秋收、冬藏的自然规律在时刻变化着。自然环境对人体情志的影响是人与自然交互的结果,人体通过与脏腑相通的体窍感受自然界各种气息,自然环境进而通过影响人体气机的升降出入而导致五脏精气的变动,从而表现出各种情志活动。因此,气候的异常能影响脏腑的功能,使情志发生异常。此外,社会环境也与人产生交互作用。人们的联系互动构成了社会,个人是组成社会关系的一员,具有社会属性。社会环境的变化能够引起人们的情志变化。不良的情志波动可以导致人们脏腑功能的紊乱;良好融洽的社会环境,可使人精神振奋,气血调和,身心健康。

总之,人是一个有机的整体,与自然环境和社会环境的关系密切。在情志的产生与调节过程中,心神是主宰,自然社会环境是条件,五脏精气是基础,在心神的统帅下,五脏功能协调、维持情志的活动正常。反之,情志刺激太过,伤及心神,影响五脏的正常生理功能,则发为各种情志病证。

自 我 调 理

一、调理方法

(一) 情志的一般调理原则

情志病是由一定的自然环境和社会心理因素所诱导的,所以针对情志病的诱因,应对不良的刺激进行消除,并培育起个人良好的精神面貌及情感状态。以上针对的是病证的病理机制,我们在自我调理过程中,应遵循"调心""静神""畅情"等基本调理原则。古代医家强调"欲治其疾,先治其心。"在治疗情志病症时,先对患者心理病证进行疏导,进而联合其他方法施治才能发挥出最佳效果。心为"君主之官,精神之所舍",是人体精神活动的主宰。"调心",主要通过静心和清心方式达到调节心神不宁的状态,让精神情志保持宁静而不焦虑躁动。医学研究显示,长久的心神不安宁、过多的思虑会导致人体免疫系统低下,容易感受病原微生物的侵袭,诱发多种疾病。而时常保持思想的清静,调摄身心,可以有效地增强抗病能力,减少疾病发生,有益身心健康。"静神",指的是让人体的心神保持清静,从而达到形神合一的自然健康状态。中医认为,人只有"形与神俱",才能让生命延续至人的天年。《类经·三卷》曰"神藏于心,故心静则神清",是指全神与调心的关系,静心可以让人的神得以清。静神可使患者舒心,纵观自己的点滴,从而稳定浮躁起来的情绪,克服孤僻、忧虑等的不良情志,进而达到豁然开朗的舒解状态。"畅情",指的是让自我处于畅快愉悦状态。经过前面的调心与静神,机体处于一种平和状态下,适当地舒畅和愉悦自己的情志。《素问·举病论》曰:"喜则气相志达,荣卫通利。"中医认为,喜乐的情志状态能够使人体的气机顺畅,脏腑功能调和,促进身体的健康。

(二) 情志的具体调理方法

1. 情志相胜疗法

这是中医常用的心理治疗方法,又称为情绪治疗、五志相胜、以情胜情等。本疗法的理论基础为中医五行学说,中医学理论将人的情志归纳为"七情",即"喜、怒、忧、思、悲、恐、惊",并提出"肝在志为怒""心在志为喜""肺在志为悲(忧)""脾在志为思""肾在志为恐(惊)"的五志脏象学说。并进一步提出"怒伤肝、悲胜怒""喜伤心,恐胜喜""思伤脾,怒胜思""忧伤肺、喜胜忧""恐伤肾,思胜恐"的说法。到后来,金元四大家之一的张从正继承了这一理论并有所发挥,认为"悲可以治怒,以怆恻苦楚之言感之。喜可以治悲,以谑浪亵狎之言娱之。恐可以治喜,以恐惧死亡之言怖之。怒可以治思,以污辱欺罔之言触之。思可以治恐，以虑彼志此之言夺之。"
这里说的就是情志相胜疗法。下边我们援引一些实例来具体
说明：

（1）怒胜思疗法

思为脾志，五行属土。脾的主要生理作用为消化食物，化
生气血。思伤脾，思虑过度可导致脾失健运，血化生不足，出
现饮食乏味、腹中闷饱，甚至厌食、神疲懒言、失眠健忘、四肢
懒怠无力等症状。肝志为怒而主疏泄，肝气疏泄有助于脾气
的健运，以宣散气结；怒则气上有助于肝气升发，促进脾之升
清。怒属木，木克土，故可以利用愤怒情绪来克制过度思虑，
恢复脾的功能。《文挚医齐王疾》一文描述的即是怒胜思疗法。
传说战国时代的齐闵王患了忧郁症，请宋国名医文挚来诊治。
文挚详细诊断后说："齐王的病只有用激怒的方法来治疗才能
好，但如果我激怒了齐王，他肯定要把我杀死的。"太子听了
恳求道："只要能治好病，我一定保证你的生命安全。"文挚于
是与齐王约好看病的时间，结果第一次文挚没有来，又约第二
次、第三次，三次全部失约，这可惹恼并激怒齐王。过了几天
文挚突然来了，连礼也不见，鞋也不脱，就上到齐王的床铺上
问疾看病，并且用粗话激怒齐王，齐王实在忍耐不住了，便起
身大骂文挚，一怒一骂，郁闷一疏，齐王的忧郁症竟然就好了。

（2）思胜恐疗法

恐为肾志，五行属水。肾主藏精，主水，司开合。恐伤肾，
恐则气下。恐惧过度，恐伤肾精，气机下陷，出现惶惶不安、提
心吊胆、面色苍白、头昏、遗精、腰膝酸软，重则二便失禁、孕妇
流产，甚则昏厥等症状。针对恐惧畏怯心理产生的原因，应采

取诱导的方式让患者思考,帮助患者逐渐摆脱惊恐、畏怯的心理状态。思则气结,亦可抑制精气的下陷或外泄。思属土,土克水,故说理开导,促使患者神志清醒,理智思维,以此逐渐克服恐惧情绪。可以用各种方法引导患者对有关事物进行思考,以制约患者过度恐惧或由恐惧引起的躯体障碍。其实这就是一种认知疗法,通过树立正确的认知来开导、引导患者进行思考,正确地认识事物的本质,从而克服患者过度恐惧的病态情绪。《续名医类案》记载名医卢不远治疗沈君鱼一案,就是用了这种疗法。沈君鱼整天忧心自己即将要死,因此到处占卜问卦,四诊求诊。有一天他向卢不远求治,卢不远开了方药,并耐心地开导他,沈君鱼稍感安慰一些。但是第二天他再就诊时,告诉卢不远占卜的人说他活不过十天,卢不远于是留他在自己家中住宿,为其壮胆,并为他讲授参禅之道,一起探究法理。参禅一百来天,他心绪平定,人也平安无事,于是再不为将死之事忧心了。

(3) 恐胜喜疗法

喜为心志,五行属火。心主神志,主血,推动血液运行。喜则气缓,喜有缓解紧张情绪的作用。但过度喜悦令人心气涣散,无力推动血行,心血乃神志活动的物质基础,故出现注意力不能集中,心神恍惚、神不守舍、健忘,或大笑不止、疯疯癫癫,甚至突然昏倒等症状。恐则气下,可抑制心气涣散,水克火,恐属水,恐制喜正如以冷水浇灭火焰,故可以采用恐惧情绪来克制过度喜悦的情绪。用以"恐惧死亡之言"或其他方法使之产生恐惧心理,克制过度喜悦的情绪或由过度喜悦引起的疾病。相传明朝有个农家子弟叫李大谏,自幼勤奋好学,头一年考上了秀才,第二年又中了举人,第三年又进士及第,喜讯连年不断传来,务农的父亲,逢人便夸,每夸必笑,每笑便大笑不止,久而久之,不能自主,成了狂笑病,请了许多医师诊治,都没有效果。李大谏不得已请某御医治疗。御医思考良久,才对李大谏说:"病可以治,不过有失敬之处,还请多加原谅。"李大谏说:"谨遵医命,不敢有违。"御医随即派人到李大谏的家乡报丧,对他父亲说:"你的儿子因患急病,不幸去世了。"李大谏的父亲听到噩耗后惊恐不已,狂笑的症状也就止住了。

(4)喜胜忧疗法

忧为肺志,五行属金。肺主气司呼吸,主宣发肃降,布散水津,外合皮毛。过度悲忧,悲则气消,意志消沉,导致宗气生成不足或肺气失宣,可见形体憔悴,悲观失望,沮丧厌世,频频叹气、咳嗽、气喘,久则可致白发、脱发等症状。常言道"人逢喜事精神爽",以欢喜之事或可笑之言行,分散患者集中于悲伤之事的注意力,宽解心怀,想方设法使患者感到欢快喜悦,可使忧悲患者振作精神,从而有效地消除悲伤与忧郁的情绪。清代有位巡按大人,精神抑郁,终日愁眉不展,闷闷不乐,治疗终不见效,病情逐渐严重。经人推荐一位老中医进行诊治。老中医望闻问切后,对巡按大人说:"你得的是月经不调症,调养调养就好了。"巡按听了捧腹大笑,觉得这是个糊涂医师怎么连男女都分不清,简直太可笑了。此后,每想起此事,仍不禁暗自发笑,久而久之,抑郁症竟好了。一年之后,老中医又与巡按大人相遇,这才对他说:"您之前所患之病是'郁则气结',并无良药,只有让您心情愉快,气机自然疏结通达,便能不治而愈了。"

(5) 悲(忧)胜怒疗法

怒为肝志,五行属木。肝主升发,主疏泄,能调畅情志,主藏血,为血海。过度愤怒,怒则气上,气推血行,气血沿肝经并走于上,情绪失调,故可出现烦躁不安、冲动、打架、乱扔东西、面红耳赤、头晕目眩、昏倒等症状。《黄帝内经》记载:"大怒则形气绝而血郁于上,使人薄厥。"指的是人们怒气上冲而发病,所以常能见到暴怒后吐血而亡的实例。悲则气消,悲伤的事情能使人意志消沉,心灰意冷。如果患者生气时,医师或者家人跟他讲悲伤的事情,可以消除他的怒气,使情绪稳定下来。悲忧属金,怒气属木,金克木,故悲忧情绪可以平抑肝火,消除怒气,有效地控制或缓解因愤怒引起的疾病。相传有位妇人,因丈夫出轨而愤怒导致卧病不起,医师命其丈夫把一块石头煎煮至烂后取汤给她服用。丈夫信以为真,昼夜不停地煎煮石头,妇人见到丈夫如此关心体贴自己,心里感到非常悲伤、心疼,结果其病不久就痊愈了。

2. 疏导宣泄疗法

疏导宣泄疗法是指对有情志障碍的患者通过疏导、宣泄、转移等方式来治疗心身疾病的一种情志疗法。此疗法主要对象是情志抑郁所致的心身疾病患者。人们受到环境的不良刺激或者心理承担起巨大的压力时,身体与心理都将处在一种应激反应的状态,如情绪沮丧、焦虑恐惧、紧张、心跳加快、血压升高、胸闷等。如果这些不良的情绪得不到及时的宣泄或治疗,终究会影响身心健康。当人受到挫折后,用意志力量压抑情绪,可以表现出正常情况下的神情自若,但这只能缓解表

面的紧张,却不能解决内心的情绪纷扰,甚至会引起疾病,带来更大的危害,这时候可通过以下方法来进行宣泄:

(1)发怒宣泄

虽说"怒"是一种不良的情绪反应,但用这种属于"阳性"的情绪反应,即使用发怒的方式,适当地将情绪宣泄出来,可以起到暂时忘掉忧愁、消除抑郁的作用,因而可以利用发怒的方法,使抑郁的情绪得以宣泄而缓解。

(2)哭泣宣泄

哭泣宣泄是通过流泪来宣泄郁积于内心的不良情绪。哭泣也有调节情志的作用,悲伤时痛哭流泪,可把人体内导致情绪抑郁而出现的有害化学物质排出,因而哭泣流泪能把人不愉快的情绪一扫而光,从而消除心理上的压力。

(3)运动宣泄

运动即体力活动,包括体力劳动和体育活动。当人们在消极情绪过于强烈而难于遏制时,可以通过运动予以宣泄。因为运动可以增强人对外界的适应性和抵抗力,在运动中,人们的心理会得到调节;也可以参加一些体力劳动,即使是平凡的家务劳动,也会给人带来欢乐。

(4)叹气宣泄

中医称叹气为"太息",悲伤抑郁的情绪,可用长叹一口气的方法使之得到抒发,这样可以起到调节情绪的作用。

此外,还可以用旅游、言语交流等各种宣泄情绪方式结合起来,进行情志调理。

3. 易景移情疗法

易景移情疗法,是指改变个人的自然与社会环境,从而避免原有的诱因继续刺激患者,进而重新调整和纠正不良情绪,促使疾病得以康复的一种情志疗法。其原理是将患者的精神注意点从事件或者疾病本身,转移或分散至其他方面,从而起到缓解或消除焦虑不安的不良情绪。通过改变个人的周遭环境来达到移情易性效果,特别适宜慢性肾脏病患者,尤其是性格较内向或多虑的慢性肾脏病患者。因此类患者注意力多集中在自身的病痛上,害怕疾病恶化,担心影响工作和生活,故整天沉浸在悲伤之中;或因疾病久治不愈而丧失信心等。这时他们对居住场所、生活方式及作息要求等持有一定的质疑态度,患者的亲属们需要设法去分散患者的注意力。常见的易景移情有下面两种:

(1)被动转移疗法

发生不良情绪时,经别人劝说后离开引起不良情绪反应的直接场所,暂时避免与该事端及其相关的人员、环境、物品等接触,以达到精神转移的效果,这种方法称被动转移疗法。譬如因得知病情发生变化后,与家人发生了激烈争吵,在这类情况下,悲伤、愤怒、苦恼等都是于事无补的,而且有可能会使事端进一步扩大,不良情绪可能进一步加剧。正确的做法应该是将患者劝离发生事件的现场,避免环境、物品、人员对他们继续产生不良刺激。

(2)主动转移疗法

这种方法是主动设法使自己的情感和注意力从引起情绪剧烈变化的事件中转移出来,投入到新的更有意义的工作中去。患者得知自己的病情后,仅靠消极的躲避是不够的,只有主动地转移情感,寻找新的精神依托,才能慢慢地淡化不良情感的刺激。一般情况下,主动转移的方式是通过相互替代来实现的。如可用生活中的乐趣来缓解,用工作中的成就和事业的成功来弥补。也可以通过与知心朋友畅谈、与同行探讨工作、与棋友下棋娱乐、外出旅游和阅读有益的书籍等各种方式来达到改善或调节情绪的作用。只要获取了新的乐趣或新的收益,那么,疾病带来的苦闷和失落感就会很快被新的希望和感受所替代。

4. 心理暗示疗法

暗示疗法是指由医师或心理医师借助于语言、文字、手势、表情、情景、器械等手段,针对患者的病理心理和躯体障碍实施积极的心理暗示,以达到治疗心身疾病的目的。此法与言语开导法有联系,也有区别。言语开导是在有意识、有目的的引导下,作用于理智方面来实现的。而暗示则是在不知不觉、有意无意之中进行的,其作用于情感和意志等方面为多。此疗法的核心是暗示。心理暗示疗法包含有自我暗示法、他人暗示法、言语暗示法、假借暗示法、情景暗示法和药物暗示法等。这些暗示疗法一般都要在专业的医护人员的指导下,才能实施。

5. 言语开导疗法

言语开导疗法是情志疗法中运用最广泛、最实用而又操作最方便的疗法之一。《黄帝内经》中就有"告之、语之、导之、开之"等方法的记录。言语开导疗法是指旁人(包括医师及患者家属)运用医学知识、心理分析,并通过积极性的语言进行开导和祝愿,为患者消除心理疑惑、解除心身病痛的治疗方法。"人之情莫不恶死而乐生",许多人患病之后,由于工作、家庭、社会等方面的压力,背上了沉重的精神负担,表现为心情抑郁或烦躁不安,对疾病的治疗丧失信心。更何况许多精神心理疾患的发生往往源自内心的疑惑和迷惘。心病还须心药医,最好的心药就是语言。语言是化解疑虑的良药,是解除困惑的钥匙。

言语开导,通常结合了说理、释疑、劝导、解释等方式,对患者进行心理疏导、消除心理疑惑,恢复自我身心的健康。情志障碍患者,特别容易钻牛角尖,情感波动较大,通常需要旁人进行"动之以情",并"晓之以理",帮助患者梳理情志障碍的缘由,事件的来龙去脉,从局外人看待事情。家属可通过鼓励、安慰等方法对患者启发诱导,说理开导以解除患者内心忧烦之苦。医师一定要陈明利害,通过解释、暗示、保证等方式帮助患者分析病情,告诉患者如何进行调养及治疗的具体措施,讲解其疾病可能向好的趋势发展。安慰使之明晓事理,减轻其心理压力,从而达到改善患者精神状态,促进身心健康的目的。

6. 静默休憩疗法

静默休憩,是指通过放松休息、清心静神的方式,消除干扰心身正常活动的负面情绪和私欲杂念等,达到治疗心身障碍的效果。现代社会快速发展,人们面对着各种各样的压力,很多人都未能够卸下匆忙的形色,内心迷茫,焦躁不安。《大学》曰:"知止而后能定,定而后能静,静而后能安,安而后能虑,虑而后能得。"在日常繁重的工作生活中,给自己一小段静默休憩的机会,反而能够对生活和工作带来促进作用。另外,中医本身提倡"神宜静",通过静默休憩,可以降低中枢神经系统的紧张性,并对自主神经系统进行调整,让身心协调起来,适用于紧张、焦虑、妄想等。同时,静默休息有助于形体的保养。《万氏家传养生四要》曰:"心常清静则神安……神不安则精神皆危,便闭塞而不通,形乃大伤。"

静默是指静坐澄心,古代也有称为"坐忘",即坐而忘掉一切。但是,静坐只是个手段,主要目的是想通过适宜自己的放松方式,让自己回归到自然状态,进而能够对焦躁、紧张等不良情绪进行消缓,休憩也是借由各种或动或静的方式,来达到这种效果。休憩方式有静坐、睡觉、品茗、踏青等。现代研究显示,有充分休息的人群,他们的生活质量、工作效率以及社会适应能力等,均较睡眠不足的人群要高得多。但我们需要明白,休憩是为了让自己的身心得以释怀、放松等,最终目的是要回归完整的生活状态里,更有利于我们融入有序竞争的社会环境。

7. 药物干预疗法

情志障碍持续刺激身心,若得不到舒解,人体气机障碍可影响到躯体,出现情志病证。情志病证较为广泛,如百合病、郁证、脏躁、癫狂等,涉及的致病因素也较广。此处仅就治疗情志病药物的某些共性进行阐述,提供原则性的指导。一般用于情志病的药物,多为安神类、疏肝理气类、祛痰类及补益类等几种。

安神类药物,分为养心安神和重镇安神两类。养心安神类用于心肝血虚,心神失养导致的健忘、失眠、忧虑等证候,常用药物有熟地、酸枣仁、龙眼等;重镇安神类多用于惊恐、烦躁不宁等阳性上亢病证,主要药物有朱砂、龙骨、牡蛎、磁石等。

情志障碍的疾病,气机定有障碍,疏肝理气药物常在方剂中使用,通过对肝气的疏理,达到解郁、止痛、降逆等作用,常用药物有佛手、香附、木香、川楝子、乌药等。此外,情志病证日久能郁而化热,炼液成痰,所以中医治疗"梅核气""癫狂"等病证均有祛痰药物,常用的有半夏、陈皮、胆南星等。对于"百合病""脏躁"等虚损性情志病证,中医多用补益方药进行调理治疗,药用百合、地黄、麦冬、大枣等。

对于情志类的病证,多数需要经久地治疗,所以采用简便效验的中成药进行日常调理,尤为合适。对于郁证,表现为情志抑郁、忧愁、焦虑等,并常伴有胸胁部的疼痛,可以选用越鞠丸,此方是治疗一切郁证的基础方,也是行气解郁的代表方剂。对于精神恍惚、忧郁善哭、喜怒无常、心烦不安为主要表现的这一类情志异常症状,多数是由于心血不足引起的脏躁病,可以用甘麦大枣汤、天王补心丹进行养心安神、甘缓和中。还有丹栀逍遥丸,用于有情绪焦躁、急迫,胁肋部胀闷、不思饮食、口燥咽干等的肝郁血虚证。对于心烦神乱、失眠多梦、胸闷不舒等心火亢盛病证,可用朱砂安神丸。对于治疗情志障碍类的几种中成药,我们可简单分类为两种:对于情志抑郁、忧愁,精神恍惚这一类抑郁型患者,多数为虚证较多,可选用甘麦大枣汤、天王补心丹、百合地黄汤等来补养心神,并酌加越鞠丸行气解郁;对于情绪焦躁、急迫,心烦焦虑等狂躁型的情况,可选用朱砂安神丸、丹栀逍遥丸,并配伍越鞠丸加减。

8. 运动导引疗法

传统运动疗法是我国中医学的宝贵遗产,它建立在整体生命观的基础上,并拥有自己丰富且完整的系统理论,通过严密而科学的身形活动锻炼方法,配合内向性意识的锻炼以及呼吸吐纳,提高自我形体的驾驭能力,从而激发和强化人的潜在机能,达到精神与形体的高度统一。传统的运动导引套路形式多种、内容丰富,如五禽戏、八段锦、太极拳、易筋经等,运动强度适中,能调理阴阳,疏通经络,行气活血,具有防病愈病的效果。而且这些运动疗法都需要"守神""调息"。这是一种意识的锻炼,即练意,要求习练者首先排除杂念,使大脑高度入静,处于保护性的内养状态;另一方面要求意守,使得人体的气机通畅。运动导引疗法不仅具有防病治病效果,更重要的是能够对人体的情操进行陶冶,所以能够调节人的情志和心理方面问题,起到治疗作用。

至于自己能够进行哪种运动项目,需要因人制宜,根据个人兴趣爱好、身体状况、生活习惯等情况,选择合适自己的一项或者几项运动项目即可。结合中国传统运动项目的特点,可选择太极拳、八段锦这两种全身性运动项目。所需的运动量可凭自己运动时的主观感觉进行衡量,具体标准如下:①运动过程中,体汗稍出,呼吸轻度加快,但不影响交谈对话,且无明显气促;②运动结束时,休息 5~10 分钟,心率可恢复至正常水平,且无持续的疲劳感如疲乏、肌肉酸痛,或不适感短时休息后可消失。总体来说,进行适宜的运动之后,会使人稍感疲乏,但身心轻松愉快,食欲和睡眠良好;同时,在运动的次日,精力充沛,疲倦感较前有所消除,且有继续运动的欲望。

9. 音乐疗法

音乐疗法是通过物理作用,将声乐传导至人体,并影响人的情绪,从而达到治疗目的。音乐能影响人的情绪,不同音调和旋律的音乐,可以带动人们不同的情绪,如欣喜、激动、哀怨、眷恋等。轻松、欢快的音乐能使大脑及整个神经功能得到改善;节奏明快的音乐能使人精神焕发,消除疲劳;旋律优美的音乐能安定情绪,使注意力集中,增添患者的生活情趣,有利于心身健康。传统音乐将"乐与人和""天人合一"作为最高的追求,强调整体观念、阴阳平衡,并通过五脏相音、情志相胜等方法,使人体舒情畅志、气血调和、脏腑功能协调,从而达到治病保健的效果。

中医的音乐疗法以五行作为归类,根据"宫、商、角、徵、羽"这五音表现为基础,以五调式来分类,力求准确地符合五脏的生理节律和特性,结合五行对人体体质人格的分类,分别施乐,从而达到促进人体脏腑功能和气血循环正常协调的作用。土乐,以宫调为基本,风格悠扬沉静、淳厚庄重,给人有如"土"般宽厚结实的感觉,根据五音通五脏的理论,宫音入脾,对脾胃功能系统的作用比较明显。金乐,以商调为基本,风格高亢悲壮、铿锵雄伟,肃劲嘹亮,具有"金"的特性,根据五音通五脏的理论,商音入肺,对肺功能系统的作用比较明显。木乐,以角调为基本,风格悠扬,生机勃勃,生机盎然的旋律,曲调亲切爽朗,舒畅调达,具有"木"的特性,角音入肝,对肝功能系统的作用比较明显。火乐,以徵调为基本,旋律热烈欢快、活泼轻松,构成层次分明、情绪欢畅的感染气氛,具有"火"之特性,徵音入心,对心功能系统的作用比较明显。水乐,以羽调为基本,风格清纯,凄切哀怨,苍凉柔润,如天垂晶幕,行云流水,具有"水"之特性,羽音入肾,对肾功能系统的作用比较明显。

10. 生活娱乐疗法

生活娱乐疗法，是通过娱乐活动的方式，结合自己的认知、信念、生活态度，进而在娱乐中将自己的情感表达出来，从而实现调整心身和治疗疾病的一种疗法。科学的娱乐方式可以起到舒畅情志、怡养心神、增长智力、行气活血、舒筋活络、增强体质等作用。中国传统的娱乐疗法有动静结合、刚柔相济、形神共养、身心同调等特点，其施展表达的方式多种多样，有琴棋书画、旅游漫步、垂钓赏鱼等，其中琴棋书画是中国传统娱乐项目的主体。

古琴是中国古老的乐器之一，弹琴可以调和心身、畅达精神。因此，嵇康说抚琴"可以导养神气，宣和情志"，苏轼认为弹奏曲调可以"散我不平气，洗我不和心"。另外，通过弹奏时的指掌活动，可以锻炼手部及前臂肌群和关节，能使手部动作更加灵活，提高大脑的反应力。下棋能够养生怡性、锻炼思维，在博弈过程中全神贯注、心平气和、摒除杂念，能够消除日常生活中的一些情感障碍，缓解一些焦虑的情绪。书画，同样具有养生和治病的功效。"书者，抒也，散也。抒胸中气，散心中郁也。"通过书画挥洒笔墨的方式，能够抒发人们心中的情志，让心灵得到解脱，也是"书为心画"的反映。此外，写书作画需气和、心静、神凝等，这种神和气的自我调节，使身心达到一种宁静与平衡。以上各种娱乐疗法，应当选择其中适合自己的，因为各人的年龄、生活环境、文化修养、性格气质等不同，故所选疗法也因人而异。切记娱乐只为放松自己、调养身心，和谐适度即可，不可过于沉迷。

二、常见不良情绪的自我调理

慢性肾脏病患者大多存在不同程度的抑郁、焦虑、恐惧等情绪障碍，而抑郁最多见，这些负性的心理反应直接影响患者的治疗和康复。通常，当得知自己得了肾脏病时，人们往往会出现惶恐、否认、低落等情况。特别是病情无法控制或逐渐加重时，对患者更是极大地刺激，势必会产生严重的心理应激反应。另外，患者有可能因病情被迫放弃工作或不能正常上学，同时还需支付高额医药费用；血液透析患者在透析时还要忍受穿刺引起的痛苦和透析中的各种不适，这些也是引起焦虑和抑郁的原因。情绪障碍可使人的生理功能下降，食欲减低，出现睡眠障碍，免疫力下降，给疾病的治疗带来不利的影响，同时也可使患者的生存时间缩短。此时，医护人员、患者家属以及患者本人都应当及时采取各种心理调护措施，对影响疾病的情志障碍进行疏导，使患者对自身状况有所熟知，对疾病有所了解，乃至对生命有更好的理解，从而坦然接受疾病，积极治疗，进而回归到正常的生活状态中。下面具体介绍慢性肾脏病患者常见的不良情绪及自我调节的方法。

（一）抑郁

慢性肾脏病患者迫于生活的压力，紧张的情绪得不到缓解，会容易出现焦虑、抑郁等心理，抑郁和焦虑反过来又能影响慢性肾脏病患者的病情，尤其是慢性肾衰竭行血液透析的患者，这些情绪对他们的生存质量影响尤为密切。有研究结果显示,行血液透析治疗的患者绝大多数伴有抑郁状态,影响着他们的肾脏病预后以及生存时间。抑郁情绪的自我调节,可以采用前文所叙的方法进行,大体可以有以下几种:

1. 疏导宣泄法

不要压抑不良情绪,而是通过合适的渠道予以释放,这是调节与克服人的不良情绪很有效的心理方法。例如可以适当地把怒气以正确的方式发泄出来,或者找一个合适的环境毫无顾忌、好好地大哭一场,又或者约上三五知己到户外去做一下运动,出一身汗等,这些做法都可以有效地排解心中的抑郁情绪。

2. 易景移情法

通过自己主动地把个人的注意力转移至其他生活中的事物上,缓解、消除自己内心的焦虑与不安等不良情绪,避免过多的注意力集中在自身的肾脏病上。患友们可以选择自己适宜的休闲娱乐项目或者重新尝试培养自己的个人爱好,如阅读书目、棋牌娱乐、短途旅游、厨艺锻炼、参与社会公益等,开阔自己的视野,抒发自己的情怀。

3. 音乐疗法

抑郁状态下人们往往需要激昂的乐曲来调和低频的"身体节奏"。平时可以听李斯特的《匈牙利狂想曲》,门德尔松的《第三交响曲》,以及《金蛇狂舞》《喜洋洋》《春天来了》等激昂欢快的音乐。另外,不同的疾病和症状,我们建议患者可以根据前文所提到的中医五行音乐的分类选择不同的古典音乐。

（二）焦虑

慢性肾脏病由于病情复杂、治疗时间长、难以根治、治疗费用巨大等因素，给患者带来了巨大的心理压力，当作为一种较强的心理应激长期存在时，患者容易产生各种心身症状。焦虑是慢性肾脏病患者比较常见的心理问题，尤其是在疾病的早期，此时患者考虑比较多，出于各种担心常常表现为情绪低落、紧张、失望、悲观、恐惧。焦虑情绪的患者可以用以下几种方式，进行自我调节：

1. 放松疏导

有意识地在行为上表现得快活、轻松和自信。另外还可以运用音乐、瑜珈、冥想等方法来帮助放松。当你的注意力转移到新的事物上去时，心理上产生的新的体验有可能驱逐和取代焦虑心理。另外，可以将日常生活中的感悟用文字记录下来或赋诗，用文笔抒发内心的情怀。人在书写时会全身心投入其中，情绪能够得到平静，实际上这也是一种正常的发泄方式。

2. 训练呼吸

焦虑时用腹式呼吸来加深吸气程度，进而能够缓解放松自己。方法如下：坐在椅子上，闭眼放松身体，一只手放在胸上，另一只手置于腹部，先感受自己的呼吸频率，然后进行腹式呼吸。这样就不会过多地把注意力放在焦虑和恐惧中，这种方法还有助于入睡。一般经过训练后，人的呼吸频率可降至 12 次/min 左右，可以有效缓解焦虑情绪。

3. 自我解脱

首先，承认生活中不会只有快乐，还有痛苦；不单有成功，也会有失败;不尽是圆满,也会有缺陷。因此,遇事要想得开,要心胸开阔,只有这样,才会在顺境时,格外觉得幸运;在逆境时,也承认这是无法避免的事实;从而使自己拥有一种良好的心境,而这种良好的心境往往能创造出更多的收获。

4. 运动导引

中国的传统运动导引是一种运用主观意识对人体进行自我调节的心理治疗方法。通过意识的控制,达到肌肉放松、精神安宁、思想入静、呼吸深匀的目的,从而调节生理功能与心理状态,起到治疗作用。习练导引可以使人心神安静不兴杂念,有利于焦虑情绪的缓解,而且对身体有一定的保健作用。

(三) 强迫心理

强迫心理在肾脏病的血液透析人群比较多见,超过 1/3 的患者存在明显的强迫症状。其原因包括对自身疾病认识不足,对血液透析治疗心理上还存有排斥,以及治疗费用形成的经济负担。强迫情绪的自我调节有以下几种:

1. 认知调整,换位思考

强迫症的本质是心理存在着矛盾与搏斗,所以关键是要对强迫症有正确的认识,以个人意志战胜恐惧心理。这就要梳理强迫症产生的原因、性质、结果及各种治疗措施,进而消除顾虑、树立信心,并积极主动地进行自我调节。此外,我们要确信强迫症只是一种表面的现象或症状,真正诱导强迫症产生的是个人的思维方式。因此,要有意识地克服敏感、急躁等性格,改变过于刻板、过分认真的做事方法,不要过于认死理、钻牛角尖,换个角度去思考,事情往往会有意想不到的转机。

2. 顺其自然,非极致者

有强迫思维时不要刻意去对抗,试着用相反的思维方式去"中和",要带着"不安"去做应该做的事。有强迫动作时,要理解这是违背自然的过度反应,要逐步减少这类动作或反应,直到和正常人一样。坚持习练,顺其自然。世界上并不存在十全十美的人和事,只要努力了,对自己来说就是最好的。应承认和接受自己有疾病的现实情况,对生活、对治疗、对工作、对家庭要学会相对比较,不要刻意追求完美的生活状态,同时保持乐观的心态。

3. 转移注意,调整状态

当反复进行强迫思考和强迫行为时,思维会专注于一点,这时最重要的是想办法转移注意力,尽快脱离现实症状,摆脱痛苦。强迫症患者可回忆或讲述自己最成功的事,这样可以引起愉快情绪,忘掉不愉快的事,消除紧张、压抑、焦虑的心理。另外,可以通过改变生活状态、切换生活情境(如积极参加各种文体活动,在集体活动中发挥自己的专长优势,增加人际交往)使枯燥的日常生活变得丰富多彩。这会使人获得更多的心理支持,缓解紧张、焦虑的情绪。

(四) 睡眠障碍

睡眠作为一种重要的生理现象,对维持正常生理活动,保持身心健康具有非常重要的作用。睡眠障碍困扰着患者的身心健康,不仅造成人体生理功能的紊乱,还可影响个人的情绪、精力、工作和生活,严重时还会给他人、家庭和社会带来危

84

害。国内有研究者针对终末期肾脏病患者睡眠情况做了调查研究,结果显示睡眠质量差的情况普遍存在,尤其是行维持性血液透析的患者,多数需要服用安眠药帮助入睡。

睡眠障碍自我调节方法如下:首先,需要建立起个人有序的生活规律,保持人的正常"睡—醒"节律,如定时入睡;培育起助眠习惯,如睡前30分钟泡脚等,有利于搭建起入睡条件反射机制;通常需要长期坚持,平时要坚持定时休息,晚上准时上床睡觉,早上准时起床,逐步建立起入睡条件反射。其次,养成良好的睡眠卫生习惯,如保持卧室清洁、安静、远离噪音、避开光线刺激等;切记,卧室是睡觉的地方,不要在床上看书、看电视、工作;睡觉前避免喝茶、饮酒、观看激烈刺激的电视节目等。最后,在睡眠困难时,可配合一些放松的活动来帮助入睡;或者倾听一些放松的乐曲,如莫扎特的《摇篮曲》、门德尔松的《仲夏夜之梦》等,通过这些优雅宁静的旋律促进入睡。此外,还可以通过白天适度地运动与锻炼、限制白天睡眠时间等来提高睡眠质量。

(五) 悲观愤怒

部分慢性肾脏病患者极易发怒,对任何事情都展示出怀疑的态度,包括怀疑身边的人对自己有看法,认为自己是不幸的,对疾病和生活悲观失望,对治疗方案抱有怀疑态度,甚至不配合治疗。另外,由于治疗费用较高,以及自我价值丧失,患者常常感到自己不能承担家庭和社会责任,非常内疚,经常压抑自己的情感,时间一长难免出现悲观、绝望、厌世的心理。有悲观愤怒的患者可以用下面几种方式,进行自我调节:

1. 转换视角,积极乐观

悲观者常常把失败全部归为个人的原因,而乐观者认为失败固然有个人的原因,但也不能排除运气和其他一些无法抗拒的因素。所以用积极乐观的态度去看问题,不仅原以为困扰不去的问题,都会有较好的解决方式,就连心情也会随之轻松和愉快。同样,悲愤的时候,可以寻找让自己轻松愉快,能让自己放声大笑的方式,用笑声来改变悲观心理。另外,平时生活中,要多和乐观的人来往,观察他们的言行举止,学习他们的乐观态度,让自己沉浸在周边的人渲染出来的愉悦氛围之中。

2. 克制忍让,包容宽容

忍让克制是最好的制怒术。宽容大度的胸怀和较强的自制力是忍让克制的基础。宽容自己和宽容别人是心理健康的表现,也有利于保持心情愉快。不肯宽容别人和自己的人既容易被别人怨恨,也往往会使自己的身心受到伤害,使自己整天处于自责、悔恨中。每个人都有生病的时候,不管是家里的经济支柱,还是家里的老人,都要在自己生病这件事情上宽容自己,不要给自己太大的压力,不要想家里人会对自己有什么抱怨,不要对家属要求过高。遇到使人愤怒的事,应进行"冷处理",如可以离开引起愤怒的现场等,这样会有助于缓和矛盾,化解愤怒,保持情绪的稳定和行为的理智。

(六) 家属方面

慢性肾脏病不仅给患者本身带来心理困扰,还会给患者家属及亲朋好友们带来心理上的压力。面对疾病的现实,家属应先调整自己的情绪,消除顾忌和疑虑。因为患者家属的言行举止、对疾病的态度都会直接影响到患者对疾病的看法。如果家属们能够展示出稳定成熟的心态和一同对抗疾病的信心,相信患者们的自信心也会增加,反之则使患者更加消极。家庭是患者温暖、信任的港湾,尤其在患病后更离不开家庭成员的关心和帮助。患者病情的稳定、康复与家庭的配合密切相关。作为患者家属,一定要善于倾听患者的诉说,让患者焦虑、烦躁的情绪得以表达,这样既了解了患者的痛苦所在,也能够让患者的烦恼情绪得以疏导和宣泄。同时,还能让患者感受到家人的关心和支持,从而增强治病的信心。

肾脏病的治疗大多需要较长时间,疾病并不能完全治愈,只能控制,使肾脏病发展的速度得以延缓。疾病治疗过程中,患者往往会产生焦虑等不良情绪。此时家属应该以安慰、劝导为主,耐心地讲解,使患者明白对待慢性肾脏病必须采取"既来之,则安之"的态度,患者需要一个比较漫长的与疾病抗争的过程,在此期间需有一定的耐心、平常心。有些患者对自己的病情重视不够,不控制饮食,不注意休息,甚至不吃药、不检查,此时家属应提醒患者,并告知有病不治的严重后果。另外,由于得病后可能会对患者的工作、前途、经济等方面带来一定的影响,为此有些患者隐瞒病情,甚至带病超负荷工作,给身体和心理带来更大的损害。家属应根据患者的具体情况进行劝导,对存在的问题共同讨论、分析,商量解决的方法,使患者树立对抗疾病的信心。

情志调理问答

1. 为什么要重视情志调理？

世界卫生组织（WHO）曾对人类健康与长寿因素进行系统分析，指出每个人的健康与长寿，60% 取决于自己，15% 取决于遗传因素，10% 取决于社会因素，8% 取决于医疗条件，7% 取决于气候环境的影响。这说明影响人类健康与长寿最主要的因素就是个人因素。换句话说，每个人的心理健康、生活方式和行为习惯都是影响健康长寿的重要因素。随着社会的发展和进步，医学模式已经从传统的生物医学模式向生物—心理—社会医学模式转变。新的医学模式理论认为，疾病是人在社会中生存，受到社会各种因素变化的影响，人的心理也会发生改变，二者共同作用于人体后机体产生一系列复杂变化后的一种整体表现。单纯的生物医学模式已经不再适用于当今社会和人群，生物—心理—社会医学模式是符合社会发展和进步形势的。因为加入了心理因素，整个医学模式向前跨越了一大步，现在对健康的定义也不仅仅是身体没有疾病,而是身心没有疾病,身体上的疾病可以治疗,心理上的疾病同样需要我们关注。有些疾病不仅仅通过身体方面的治疗就可以解决,还要加上心理的疏导,比如精神分裂、神经官能症等,不仅仅是在脑部做手术或者接受神经内科的药物治疗,研究发现,用心理治疗技术干涉后的物理治疗效果更好。由此可见,生物—心理—社会医学模式在快节奏、高压力的今天更为实用,有着重要的医学意义。

2. 中医对情志疾病有何认识?

早在两千多年前,古人就已经对精神心理因素与疾病发生发展的关系认识得很透彻了,《黄帝内经》较为系统地揭示和阐明了人的生理心理、病理心理、诊断心理、治疗心理和心理卫生等诸多现象和原理,对疾病的治疗和防病养生都有着重要的指导意义。

祖国医学认为,情志与人体的脏腑功能和病理变化息息相关。机体气血充盛,贵在通调,其中情志顺畅、肝气条达对于气血的通调起着重要的作用。

正如《素问·上古天真论》说:"精神内守,病安从来。"《儒门事亲》亦说:"喜则少病,百脉舒和故也。"反之,情志抑郁,忧虑重重则可导致肝气郁结,脾气壅滞,郁久化火伤阴或气滞血瘀等变证。因此中医病因学将七情所伤列入其中,诚如《黄帝内经》强调:"百病皆生于气。"现代医学亦认为,长期的情志不畅可以使机体免疫功能低下,容易发生疾病,可见情志与健康是密切相关的。因此,肾脏病患者在药物治疗的同时,应注意调养情志,这对于提高疗效至关重要,切不可等闲视之。

3. 情志疾病会影响脏腑疾病吗?

《灵枢·本神》中说:"肝气虚则恐,实则怒。"又说:"心气虚则悲,实则笑不休。"因此,患病后,不论急性病还是慢性病,都可导致精神情志的变化,而情志变动反过来又可导致脏腑功能进一步紊乱。可见,精神与情绪因素对疾病的治疗和预后有很大的关系。正如《素问·经脉别论》中说的:"当是之时,勇者气行则已;怯者则著而为病也。"凡愤怒、忧郁、焦虑,特别是对自己所患"不治之症"的恐惧忧虑心理,往往能促使或加速病情向坏的方向发展;反之,保持开朗乐观的思想情绪,对战胜疾病充满信心,将有利抗邪能力的提高,促进疾病向好的方向转化。

《素问·阴阳应象大论》云:"天有四时五行,以生长收藏,以生寒暑燥湿风。人有五脏化五气,以生喜怒悲忧恐。故喜怒伤气,寒暑伤形。"这里明确指出了喜怒忧思之情大多伤及内脏之气机。

4. 什么是七情?

七情学说是中医学的基本内容和理论,也是中医心理学的基本组成部分。《素问·举痛论》认为百病生于气也。怒则气上,喜则气缓,悲则气消,恐则气下,思则气结,惊则气乱。中医认为百病皆由气而生。强调精神因素是造成气血逆乱、脏腑功能失衡的重要因素,也是疾病产生的重要根源。如怒则伤肝,影响肝的疏泄调达;思则伤脾,影响脾的运化;喜则伤心,影响人的精神、意识、思维的作用等。宋代陈无择在《三因极一病证方论》中将喜、怒、忧、思、悲、恐、惊七种情志明确定为"七情",指出"内所因惟属七情交错,爱恶相甚为病,能推而明之。"

人非草木，孰能无情，"喜、怒、忧、思、悲、恐、惊"这七情，人皆有之。七情活动变化，能反映和概括人的主要心理活动。正常的七情活动并不影响人的身体健康。若人们没有七情表现，或缺乏其中的几种情感，或七情太过，都会导致情志剧变而引发各种心身疾病。

5. 七情如何影响脏腑功能？

七情也是人体脏腑功能活动的表现，中医学在"形神合一"整体观指导下，以五脏为中心，把七情归纳为喜、怒、忧（悲）、思、恐（惊）——五志，并分属于五脏。五脏藏有五神，即肝在志为怒，藏魂；心在志为喜，藏神；脾在志为思，藏意；肺在志为忧，藏魄；肾在志为恐，藏志。以七情、五志、五神与五脏相配应，用来说明人的情志活动是以脏腑作为生理基础的，特别是以"心神"来概括和总统人的精神情志活动。可见，人的七情活动是对客观外界事物刺激的反应，而腑功能活动的表现又要依赖五脏精气化为物质基础。故而陈无择论述七情病机时说："喜伤心，其气散""怒伤肝，其气出""忧伤肺，其气聚""思伤脾，其气结""悲伤心包，其气急""恐伤肾，其气怯""惊伤胆，其气乱"。人们常因不能适应工作、学习、生活中突发的逆境或变故，而无力调整波动的情绪。特别是那些意志薄弱的人，受到七情中某种情志过于强烈、持久、频繁的刺激，造成脏腑功能紊乱、气血不和、阴阳失调、经脉阻滞，容易发生多种心身疾病。现代医学研究证实，原发性高血压病、冠状动脉粥样硬化性心脏病、支气管哮喘、癌症等疾病的发生，都与包括七情在内的心理因素有关。

6. 七情致病有什么表现？

七情致病的表现虽各不相同，但基本病理在于气机的失常。有的是气机不行，有的是气机紊乱，有的是升降反作。气机异常往往表现出两极倾向，如怒则气上、恐则气下。其他如忧则气聚与悲则气消，分别为一敛一疏。惊则气乱与喜则气缓，亦各不相同。

7. 喜是如何致病的？

喜为心之志，心神是人的意识思维活动中枢，记忆、存记、思维都是心神的功能与活动。在正常情况下，"喜"能使人气和志达，营卫通利，有益于身心健康，故心为五脏六腑之大主。若暴喜致心不能主血，则心气耗散，神气散而不藏而致喜伤心。伤神耗血可引起心神不安、神志恍惚、心悸、怔忡、不寐、脏躁等。中老年人若暴喜过度，极易诱发心肌梗死、高血压、脑卒中等病。

8. 怒是如何致病的？

怒为肝之志，与喜相反。肝为刚脏，喜条达而恶抑郁。发怒是人们欲望和需求受到遏抑，郁怒之火向外发泄的一种表现。在一定的情况下，小怒有利于肝胆之气疏泄条达，使肝藏血以养其体，疏泄以遂其用。若大动肝火，疏泄太过则肝气上逆扰动心神，暴怒动气可引起吐衄，甚则晕厥扑倒。若疏泄不及，则气机郁闭阻滞，升降失常，发为郁证、癫狂、痴呆等病。

9. 悲(忧)是如何致病的？

悲(忧)为肺之志，悲则气并于肺而肝木受损，肺金太过亦致肺病。悲忧可以抒发人的感情，大哭一场能解除一定的精神痛苦。人们仕途上的失意、经济上的困扰、家庭的不睦、病残的痛苦、突发事件的打击等,都会导致忧郁烦躁,心境凄凉。《灵枢·口问》说:"悲哀愁忧则心动,心动则五脏六腑皆摇。"悲忧致气机调节失常,出现情绪低落,意志消沉,心神沮丧,不食不饮等症。忧郁致病,病患忧郁,相互影响。过度悲忧哀愁能加速人体衰老,易使意志薄弱的人,尤其是老年人发生精神障碍而轻生。国外有研究报道,65 岁以上的老年人中,10% 有明显的精神障碍。

10. 惊(恐)是如何致病的?

惊(恐)为肾之志,《内经》中提到:惊则气乱,恐则气下。人们突受惊吓,可见小便失禁,目瞪口呆,惊慌失措,甚则昏厥或死亡。受到威胁容易产生恐惧心理状态,可发生坐卧不安,惶惶不可终日。西安医科大学曾对 50 例癌症患者做了调查研究,发现有 76% 的患者在发病前一年内有精神创伤或情绪过度紧张的情况。

11. 思是如何致病的?

思为脾之志,思是一个认知过程,能约束各种感情的思维活动。正常的思能增强人的记忆力,使办事周到而卓有成效。"脾藏意"而主思虑,可见记忆思维由心脾共同完成。若百思不得其解,越思越忧,越忧越虑,以致脾气郁结,茶不思饭不想,清阳之气不能上升,生化之源乏竭,则心神失养而见心脾两伤。

12. 情志和养生有什么关系?

《素问·上古天真论》云:"上古之人,春秋皆度百岁,而动作不衰。其知道者,法于阴阳,和于术数,食饮有节,起居有常,不妄作劳,故能形与神俱,而尽终其天年,度百岁乃去。"这段话强调了人应顺应天地自然变化规律,思想上保持清净豁达状态,适度劳作和运动,注意养成良好的饮食习惯,注重精神调摄,保持心情愉悦,这样就可以达到精神饱满,气血调畅充盈,"形神合一",养生延年的目的。

13. 为什么说"食补不如精补,精补不如神补"?

"食补不如精补,精补不如神补。"出自清朝程国彭的《医学心悟》。此话大致意思是说,通过食物来补养身体还不如通过养精蓄锐来补养身体,通过养精蓄锐来补养身体还不如通过修养心神来补养身体。食补,顾名思义就是利用食物来补充,强调多摄入一些营养丰富的食物,以食补来滋养身体。精补,就是利用睡眠进补。清代医家李渔曾指出:"养生之诀,当以睡眠居先。睡能还精,睡能养气,睡能健脾益胃,睡能坚骨强筋。"从这句话中,我们不难看出"精补"的作用。而民间谚语"吃人参,不如睡五更",则更是"食补不如精补"的最好诠释。《医学心悟·论补者》云:"气之清者为精,人之清者为贤,治身者以精为宝。"指出养精之重要。神补,简单来说就是"养心怡神",是指用修身养性的方法来调节心理、调整情绪、健全人格,正视挫折,协调人际关系。通过精神的愉悦,以顺应自然,适应现代社会,达到心理平衡,从而促进身体健康。

现代社会诱惑多,让人充满了欲望。虽然有适当的欲望和更多的追求本非坏事,但若太过不切实际甚至是不当强求,就要及时反省了。因为多欲易伤身,这时就不是食补、精补能解决的了。当我们适当地卸下精神包袱,少做些无谓虚耗精力和心神的事,就会吃得好,睡得香,食补精补都能见效。而这正应了"食补不如精补,精补不如神补"的意思。

14. 情志和慢性肾脏病有什么关系?

不同的情志变化,可直接或间接导致脏腑功能失调,由此而加重肾脏疾病。良好的精神情志,有利于气机调畅,各脏腑功能活动的正常进行,水液代谢的正常进行,输布排泄的功能正常,也就有利于肾脏疾病患者的康复。反之,不良的精神情绪,可使气机升降失调,气血运行紊乱,脏腑功能失常而导致慢性肾脏病的发生或加重。慢性肾脏病患者思想包袱较重,因此,了解并鼓励患者说出自己的思想顾虑很重要。医务工作者及家属应鼓励患者胸怀广阔,思想放松,避免消极悲观,要学会调养情志,树立战胜疾病的自信,使病体早日康复。

15. 不良情志会对慢性肾脏病患者产生怎样的影响?

情志对肾脏疾病的影响显而易见,如慢性肾小球肾炎出现水肿的患者常因生气而致水肿加重,慢性肾衰竭的患者常因生气而致血肌酐、尿素氮升高,病情加重。因为郁怒伤肝,导致肝气不舒,气机不畅,气滞水停,则可致水肿加重;气机不畅,气化不利,浊邪停留,则可使血肌酐、尿素氮升高,肾衰加重。

16. 为什么肾脏患者要注意调养心理?

患者在治疗过程中,医师一般都要求患者保持积极、健康的心态,这是因为良好的心理状态对肾脏病康复有着积极的作用。肾脏病或慢性肾衰竭病程缠绵,因此树立战胜疾病的信心,对战胜疾病有着举足轻重的作用。随着社会的进步,心理学亦逐渐受到重视,医学心理学提示我们,人体的健康与疾病不仅与他们的遗传因素和各种理化因素有关,而且与他们的人格特征、情绪状态、心理活动、社会文化背景等因素亦有密切的关系。大量的临床事实告诉我们，不仅只有药物对肾脏疾病有较好的疗效，良好的心理护理更有利于疾病治疗和身体康复，对此应引起每位医师和患者家属的注意。

17. 慢性肾脏病患者常见哪些不良情绪？

肾脏病患者的精神心理状态主要表现有思想紧张、忧虑重重、情绪急躁、悲观失望四个方面。"思想紧张"主要见于肾脏病初发阶段，蛋白尿或血尿的检查结果波动反复，发现自己肾功能不全的患者。"忧虑重重"是指患者担忧及考虑的问题较多，这主要见于青少年及中年的肾脏病患者。"情绪急躁"主要见于病情缠绵，收效较慢，病情易反复的患者。"悲观失望"主要见于慢性肾衰竭的患者，这类患者对治疗失去信心，对生活缺乏勇气，情绪极低落，心理素质差。

18. 慢性肾脏病患者要怎样克服不良的情绪？

作为患者自己应调整好心态，克服消极情绪，战胜自我，相信科学，相信医师，树立战胜疾病的信心，相信疾病是能治疗的。建议肾脏病患者多和医师沟通，从医师那里得到信心，了解肾脏病知识；多和病友交流，特别是康复病友，从他们那里得到和疾病作斗争的经验，增强战胜疾病的信心；进行一些有助于放松心情的活动，听听音乐、相声、幽默小品等；根据病情的轻重，适当做一些运动，也有助于心情的放松。

19. 慢性肾脏病的家人要如何做？

从家庭和社会来说，应对肾脏病患者多一些理解和关怀。亲人的支持、亲情的温暖胜似"灵丹妙药"。家庭是患者最可靠的后盾，一方面要提供治疗、休养的经济保障和物质保障，另一方面还是患者的心灵港湾。家人要多和患者交流，使患者感觉到亲情,增强战胜疾病的信心,千万不能对患者表现出厌烦情绪,使患者失去心理支撑。社会对肾脏病患者的支持也很重要,如有些慢性肾脏病患者,由于病程长,治疗费用多,会有经济的困难,社会如果能为广大的肾脏病患者提供强有力的保障,患者的单位不抛弃他们,则能很大程度上减轻患者的心理负担,为肾脏病患者的康复创造更加有利的条件。

20. 什么是祝由疗法? 对患者有什么好处?

祝由疗法出自《素问·移精变气论》,是指医师根据患者的客观表现对其祝说病之由来,分析病情,使患者改变不良的心理状态,调整气机的紊乱,从而治愈疾病,是一种心理治疗手段。类似的内容在《内经》其他篇章中亦有记载,如《灵枢·师传》云:"人之情,莫不恶死而乐生,告之以其败,语之以其善,导之以其所便,开之以其所苦,虽有无道之人,恶有不听者乎?"此为说理开导法的起源。"告之以其败",就是向患者指出疾病的性质、原因、危害,病情的轻重深浅,引起患者对疾病的注意,使患者对疾病具有认真对待的态度,既不轻视忽略,也不畏惧恐慌。"语之以其善",即指出只要与医务人员配合,治疗及时,措施得当,是可以恢复健康的,增强患者战胜疾病的信心。"导之以其所便",是告诉患者如何调养和治疗的具体措施。"开之以其所苦",此指要帮助患者解除紧张、恐惧、消极的心理状态。以上四点,即是讲如何使用说理开导法。吴鞠通在《温病条辨》中指出:"吾谓凡治内侍者,必先祝由,详告以病之所由来,使患者知之,而不敢再犯,又必细体变风变雅,由察劳人思妇之隐情,婉言以开导之,重言以振惊之,危言以悚惧之,必使之心悦诚服,而后可以奏效如神。"

21. 什么是情志相胜法?

情志相胜,是《内经》运用"取象比类"的方法,根据五行相克的理论,用一种情志去纠正相应所胜的另一种情志的治疗方法。如《素问·阴阳应象大论》云:"怒伤肝,悲胜怒……喜伤心,恐胜喜……思伤脾,怒胜思……忧伤肺,喜胜忧……恐伤肾,思胜恐。"

22. 何谓悲胜怒?

悲为肺志,怒为肝志,肺金能够克肝木。怒则气上,悲则气消。以悲胜怒,就是医者人为地给大怒而致肝气上逆的患者造成一种悲伤感,以悲化怒,达到治疗目的的一种方法。《吴医汇讲》中指出:"肝为木脏,欲散而苦急。经曰:'肝气虚则恐,实则怒',又曰:'怒则气上'。夫以将军之官,至刚之脏,复以愤怒而助其气,是急也,非散也,故曰伤也。若夫悲者,有所哀痛而然也。经曰:'悲则气消',则当气逆之时,适以此消气者值之,谓之曰胜,谁曰不然。"

23. 何谓恐胜喜?

恐为肾志,喜为心志,肾水能够制心火。以恐胜喜,就是医者为因过喜伤心、狂笑无度、神志失常的患者造成一种恐惧的氛围,从而达到治疗目的的一种治法。《儒门事亲》载:"昔庄先生治一从以喜乐之极而病者。庄切其脉,为之失声。佯曰:吾取药去。数日更不来。病者悲泣,辞其亲友曰:吾不久矣。庄知其将愈,慰之。"

24. 何谓怒胜思?

怒为肝志,思为脾志,肝木能够克脾土。以怒胜思,就是医者对因久思积虑不能自拔的患者,有意识地使其发怒,从而达到治疗目的的一种治法。《续名医类案》载:"一女与母相爱,既嫁,母丧,女因思成疾,精神短少,倦怠嗜睡,胸膈烦闷,日常恹恹,药不应。医诊曰:此病自思,非药可愈。遂请其夫买通巫医,借巫之口骂其女'生则为其母,死则为寇刀',女听后大怒曰:'我因母病,母反害我,我何思之。'于是病愈。"

25. 何谓喜胜忧(悲)?

喜为心志,悲忧为肺志,心火能够克肺金。以喜胜忧,就是医者对因悲忧过度而致病的患者,用喜悦之事使其由悲转喜,心境豁达,从而达到治疗目的的一种治法。《儒门事亲》载:"息城司侯,闻父死于贼,乃大悲哭之。罢,便觉心痛,日增不已,月余成块,状若覆杯,大痛不住。药皆无功,议用燔针炷艾,病人恶之,乃求于戴人。戴人至,适巫者在其傍,乃学巫者,杂以狂言以谑,病者至是大笑不忍,回面向壁。一二日,心下结夫皆散。"

26. 何谓思胜恐?

思为脾志,恐为肾志,脾土能够制肾水。以思胜恐,就是医者对因恐惧不安而致病的患者,利用其就诊之机,对他(她)提出需要思考方可领悟的问题,使之有兴趣思考,从而消除恐惧,达到治疗目的的一种治法。"杯弓蛇影"的故事大家一定知道。《晋书·乐广府》载:"尝有亲客,久阔不复来,广问其故,答曰:'前在坐,蒙赐酒,方欲饮,见杯中有蛇,意甚恶之,既饮而疾'。于是河南听事壁上有角(弓),添画作蛇,广意杯中蛇即角影也。复置酒于前处,谓客曰:'酒中复有所见否?'答曰:'所见如初'。广乃告知其所以,客豁然意解,沉疴顿愈。"说明用深思的方法可以消除恐惧的心理。

27. 何谓移情易性法?

移情易性法又称为以情移情,属中医意疗范畴。通过"移情"分散转移患者的注意,使患者从苦闷、悲观、烦恼的不良心境中解脱出来,将内心思虑转移到另外的人、事或物上。"易性"就是排遣、改变其性情或不良习惯、生活模式。常见的移情易性法包括琴棋书画、运动及升华超脱法。

28. 琴棋书画移情法是怎样的?

《北史·崔光传》说:"取乐琴书,颐养神性。"故应在烦闷不安、情绪不佳时,听一听音乐,欣赏一下戏剧,观赏一场幽默的相声或哑剧,若能乐得捧腹大笑,精神振奋,紧张和苦闷的情绪也随之而消。平时,应根据各自的不同兴趣和爱好,从事自己喜欢的活动,如书法、绘画等,用这些方法排解愁绪,寄托情怀、有益于人之身心健康。

29. 运动移情法是怎样的?

李东垣《脾胃论》里说:"劳则阳气衰,宜乘车马游玩。"利用旅游,可驱除烦恼,有利于身体健康的恢复,当思虑过度,心情不快时,应到郊外旷野锻炼或消遣,让山清水秀的环境去调节消极情绪,在情绪激动与别人争吵时,最好的方法是转移一下注意力,去参加体育锻炼,如打球、散步、打太极拳等,或参加适当的体力劳动,用肌肉的紧张去消除精神的紧张。

30. 升华超脱法是怎样的?

升华,就是用顽强的意志战胜不良情绪的干扰,用理智战胜生活中的不幸,并把理智和情感化作行动的动力,投身于事业中去。如西汉司马迁因替李陵辩解,得罪下狱,惨受腐刑。司马迁为转移其不幸遭遇所带来的苦痛心境,以坚韧不屈的精神,全力投入《史记》的撰写之中,以舒志解愁,调整和缓解心理矛盾,把心身创伤等不良刺激变为奋发努力的动力。

31. 什么是音乐疗法?

《素问·阴阳应象大论》中说道:"肝生筋……在音为角,在声为呼;心生血……在音为徵,在声为笑;脾生肉……在音为宫,在声为歌;肺生皮毛……在音为商,在声为哭;肾生骨髓……在音为羽,在声为呻。"根据音乐与五行、五脏的关系,人们得知,角音调畅平和,可以疏肝解郁;徵音抑扬咏越,可以振奋人心;宫音悠扬谐和,可以增强食欲;商音铿锵肃劲,可以荡涤心灵,使人肃静、安宁;羽音轻灵剔透,可以放飞心灵。

在国外音乐疗法已经相当普遍,如口腔科用音乐疗法代替麻醉药给患者拔牙,外科利用音乐镇静安神来进行手术等,但更多的是应用音乐来治疗人们的心理疾患。英国某音乐治疗专家曾说:"音乐具有唤醒、联系和整合人格的力量。"

32. 心理治疗所用的音乐都是一样的吗?

不是的,心理治疗所用的音乐按特点可分为镇静性、解郁性和兴奋性等。镇静性的音乐舒缓婉转,如班德瑞系列音乐、带有大自然天籁之音的热带雨林音乐,还有肖邦、舒伯特等人的小夜曲系列、贝多芬的《月光奏鸣曲》等,中国古典音乐如古琴独奏《佩兰》《流水》《醉渔唱晚》《平沙落雁》,笛子独奏《姑苏行》《鹧鸪飞》《梅花三弄》等,都具有消除紧张、安神定志的作用。

解郁性的音乐曲调轻松,节奏多变,外国音乐有《春之声》《蓝色多瑙河》《溜冰圆舞曲》等系列圆舞曲,旋律轻快活泼,充满了勃勃生机;中国音乐有《喜洋洋》《丰收锣鼓》《喜相逢》

《金蛇狂舞》等,听了让人情不自禁情绪高涨,喜上眉梢。

兴奋性的音乐高亢有力,振奋人心,像贝多芬的第九交响曲《欢乐颂》、第五交响曲《命运》,德沃夏克的《自新大陆》、亨德尔的《哈利路亚》、格什温的《蓝色狂想曲》、冼星海的《黄河大合唱》等,都能从不同程度上缓解人们的低落情绪。

33. 音乐疗法是任何时间都可以进行吗?

应注意的是,不同的音乐疗法适用的时间不同。一般来说,镇静性的音乐应在晚上临睡前听,有助于睡眠和休息;兴奋性的音乐宜在早上或上午听,使人精力充沛,意气风发;解郁性的音乐受限制较小,可在任何时间听。但音乐的秉性往往不是单一的,而是多种兼容的,人们可根据自己的情况,在专家指导下选择。

另外,也可以采取主动式音乐疗法,如患者自行参加演唱会等形式,效果也很好。医院做一些有创性的检查治疗时,可在室内播放一些曲调轻松愉快、舒缓幽雅的背景音乐,往往能使人放松紧张情绪,提高患者的依从性。